介入护理操作实训手册

薛幼华　冯英璞　包建英　**主编**

东南大学出版社
SOUTHEAST UNIVERSITY PRESS

·南京·

图书在版编目（CIP）数据

介入护理操作实训手册 / 薛幼华，冯英璞，包建英
主编 . — 南京：东南大学出版社，2023.8（2024.1 重印）
ISBN 978-7-5766-0820-5

Ⅰ. ①介… Ⅱ. ①薛… ②冯… ③包… Ⅲ. ①介入性
治疗 – 护理学 – 手册 Ⅳ. ① R473-62

中国国家版本馆 CIP 数据核字（2023）第 141133 号

责任编辑：张　慧（1036251791@qq.com）　　责任校对：韩小亮
封面设计：企图书装　　　　　　　　　　　　　责任印制：周荣虎

介入护理操作实训手册
Jieru Huli Caozuo Shixun Shouce

主　　编：薛幼华　冯英璞　包建英
出版发行：东南大学出版社
出 版 人：白云飞
社　　址：南京市四牌楼 2 号　邮编：210096
网　　址：http://www.seupress.com
经　　销：全国各地新华书店
排　　版：南京凯建文化发展有限公司
印　　刷：南京凯德印刷有限公司
开　　本：787 mm × 1092 mm　1/16
印　　张：6.5
字　　数：150 千字
版　　次：2023 年 8 月第 1 版
印　　次：2024 年 1 月第 2 次印刷
书　　号：ISBN 978-7-5766-0820-5
定　　价：50.00 元

《介入护理操作实训手册》编委会

主　　编：薛幼华　冯英璞　包建英

副 主 编：韩晓玲　万红燕　曹宏霞　徐　寅

主　　审：王晓燕　王雪梅

编　　委：（以姓氏音序排序）

包建英（江苏省人民医院）

曹宏霞（唐山市工人医院）

邓飞燕（珠海市人民医院）

冯英璞（河南省人民医院）

韩晓玲（珠海市人民医院）

胡林婕（江苏省苏北人民医院）

万红燕（东南大学附属中大医院）

徐　萍（江苏省人民医院）

徐　阳（中国医科大学附属第一医院）

徐　寅（上海交通大学医学院附属瑞金医院卢湾分院）

薛幼华（东南大学附属中大医院）

张义静（东南大学附属中大医院）

周洁宏（四川大学华西医院）

前　　言

介入医学是一门新兴学科，其发展迅猛，已成为与内科学、外科学并驾齐驱的学科。随着介入医学的发展，介入护理的内涵越来越丰富。经过多年的发展，逐步形成了与介入诊疗工作相匹配的介入护理知识体系，成为护理学中一个新的重要分支。

然而我国介入护理发展不平衡，介入护理水平参差不齐，目前尚无一本系统、实用的介入护理技术操作的书籍。为了将介入护理技术操作流程介绍给国内同行共享，由中国医师协会介入医师分会介入围手术学组主导，云集我国介入治疗领域的护理专家，编写了《介入护理操作实训手册》一书。

本书分为7个部分，共59项操作流程，涵盖了介入病房护理技术操作、介入手术室护理技术操作、心血管介入护理技术操作、大血管与外周血管介入护理技术操作、脑血管介入护理技术操作、肿瘤介入护理技术操作和综合介入护理技术操作的内容，章节分布与中国医师协会介入医师分会介入围手术学组前期主导编写的专业指导书——《介入治疗护理学》相匹配。本书编写的护理技术操作流程以流程图形式呈现，图文并茂，简洁明了，便于掌握。中间部分为操作主干，左侧为主干内容的补充说明，右侧为操作示意图，对介入专科护士技术操作起到直接的指导作用，可谓是一本介入护理技术操作"宝典"，方便广大介入护理同仁学习并掌握技术操作流程，相信本书能够成为广大介入专科护士的良师益友。

毋庸置疑，本书一定存在不足之处，敬请业内同仁予以指正，以便于再版时更新完善，更好地指导临床护士技术操作。

薛幼华　冯英璞　包建英

2023 年 6 月

目 录 ● Contents

第三章 心血管介入护理技术操作

第四章 大血管、外周血管介入护理技术操作

第五章　脑血管介入护理技术操作

第六章　肿瘤介入护理技术操作

第七章　综合介入护理技术操作

第一章
介入病房护理技术操作

1. 超声引导结合 ECG 定位 PICC 置管技术操作流程

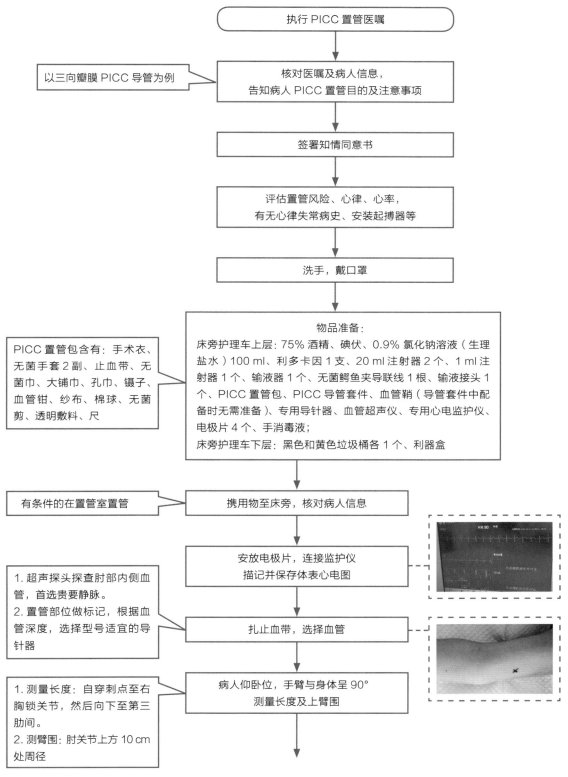

执行 PICC 置管医嘱

↓

以三向瓣膜 PICC 导管为例 —— 核对医嘱及病人信息，告知病人 PICC 置管目的及注意事项

↓

签署知情同意书

↓

评估置管风险、心律、心率，有无心律失常病史、安装起搏器等

↓

洗手，戴口罩

↓

PICC 置管包含有：手术衣、无菌手套 2 副、止血带、无菌巾、大铺巾、孔巾、镊子、血管钳、纱布、棉球、无菌剪、透明敷料、尺 ——

物品准备：
床旁护理车上层：75% 酒精、碘伏、0.9% 氯化钠溶液（生理盐水）100 ml、利多卡因 1 支、20 ml 注射器 2 个、1 ml 注射器 1 个、输液器 1 个、无菌鳄鱼夹导联线 1 根、输液接头 1 个、PICC 置管包、PICC 导管套件、血管鞘（导管套件中配备时无需准备）、专用导针器、血管超声仪、专用心电监护仪、电极片 4 个、手消毒液；
床旁护理车下层：黑色和黄色垃圾桶各 1 个、利器盒

↓

有条件的在置管室置管 —— 携用物至床旁，核对病人信息

↓

1. 超声探头探查肘部内侧血管，首选贵要静脉。
2. 置管部位做标记，根据血管深度，选择型号适宜的导针器 —— 安放电极片，连接监护仪 描记并保存体表心电图

↓

扎止血带，选择血管

↓

1. 测量长度：自穿刺点至右胸锁关节，然后向下至第三肋间。
2. 测臂围：肘关节上方 10 cm 处周径 —— 病人仰卧位，手臂与身体呈 90° 测量长度及上臂围

↓

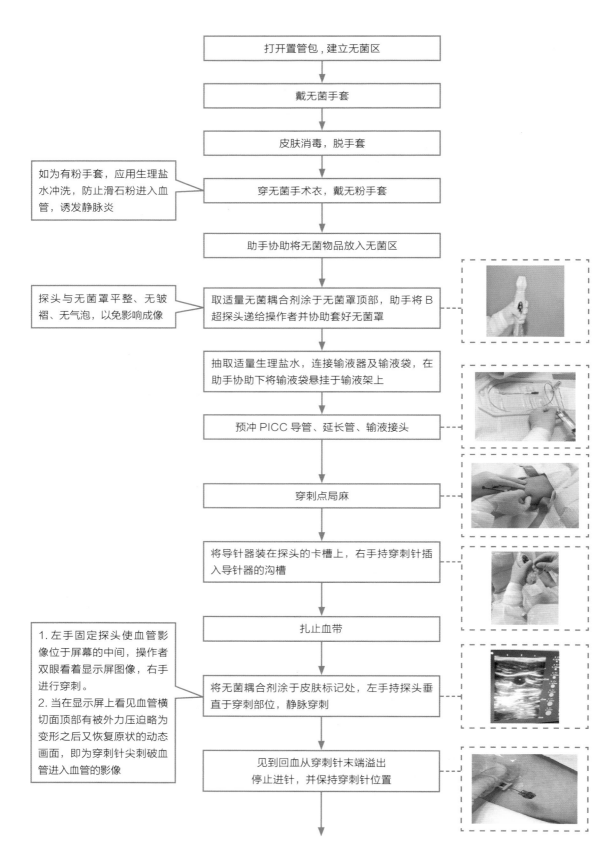

打开置管包,建立无菌区

↓

戴无菌手套

↓

皮肤消毒,脱手套

↓

如为有粉手套,应用生理盐水冲洗,防止滑石粉进入血管,诱发静脉炎 —— 穿无菌手术衣,戴无粉手套

↓

助手协助将无菌物品放入无菌区

↓

探头与无菌罩平整、无皱褶、无气泡,以免影响成像 —— 取适量无菌耦合剂涂于无菌罩顶部,助手将B超探头递给操作者并协助套好无菌罩

↓

抽取适量生理盐水,连接输液器及输液袋,在助手协助下将输液袋悬挂于输液架上

↓

预冲PICC导管、延长管、输液接头

↓

穿刺点局麻

↓

将导针器装在探头的卡槽上,右手持穿刺针插入导针器的沟槽

↓

扎止血带

↓

1.左手固定探头使血管影像位于屏幕的中间,操作者双眼看着显示屏图像,右手进行穿刺。
2.当在显示屏上看见血管横切面顶部有被外力压迫略为变形之后又恢复原状的动态画面,即为穿刺针尖刺破血管进入血管的影像 —— 将无菌耦合剂涂于皮肤标记处,左手持探头垂直于穿刺部位,静脉穿刺

↓

见到回血从穿刺针末端溢出停止进针,并保持穿刺针位置

↓

当确认导丝进入血管后（穿刺针长度＋血管深度），随即降低进针角度，继续推送导丝进入血管，直到导丝在体外留 10～15 cm 时停止推送

将导丝沿穿刺针送入
松开止血带，移除探头

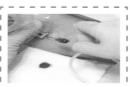

撤出穿刺导入针

持解剖刀沿导丝上方与导丝平行用刀尖轻微地刺入皮肤，以扩大穿刺点

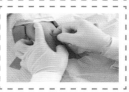

将导丝末端穿入扩张器、插管鞘组件，沿导丝向前推送扩张器、插管鞘。把鞘管全部送入血管，检查外露导丝长度

送血管鞘

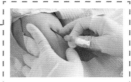

左手指压插管鞘端静脉，右手无名指、小指夹住导丝，连同血管鞘内管一并撤出

撤导丝及血管鞘内管

将输液器与 PICC 末端连接

用无菌导联线鳄鱼夹与 PICC 支撑导丝连接，助手将另一端与右上电极（RA）连接

无菌导联线鳄鱼夹与支撑导丝连接

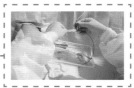

送导管，当导管头端到达病人肩部时嘱病人头转向穿刺侧，下颌贴肩

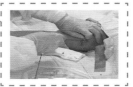

1. 随着导管在 SVC 内缓慢送入，腔内心电图的 P 波振幅逐渐高尖。
2. 继续送管，腔内心电图显示 P 波最大振幅。
3. 继续送管，腔内心电图显示 P 波呈负正双向时，描记心电图。
4. 回撤导管至 P 波最大振幅后再回撤 0.5～1 cm，确定导管位置，描记心电图

PICC 送至接近预置管长度，指压插管鞘端静脉，回撤血管鞘，按压穿刺点，打开输液器调节器，建立生理盐水柱

观察 P 波变化，判断腔内心电图导管尖端位置，留存心电图并打印

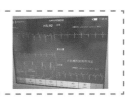

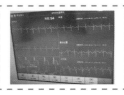

撤去输液器及导联线

一手固定导管，一手移去导丝，移去导丝时，动作要轻柔

分离血管鞘，撤出支撑导丝

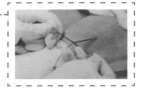

保留体外导管 5～6 cm 以安装连接器

无菌剪修剪导管，检查切面，确认没有剪出斜面

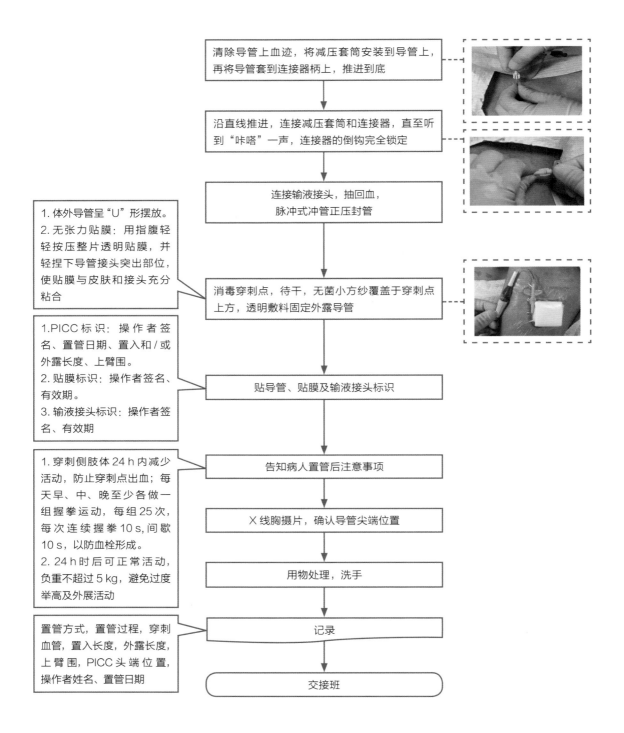

清除导管上血迹，将减压套筒安装到导管上，再将导管套到连接器柄上，推进到底

沿直线推进，连接减压套筒和连接器，直至听到"咔嗒"一声，连接器的倒钩完全锁定

连接输液接头，抽回血，脉冲式冲管正压封管

1. 体外导管呈"U"形摆放。
2. 无张力贴膜：用指腹轻轻按压整片透明贴膜，并轻捏下导管接头突出部位，使贴膜与皮肤和接头充分粘合

消毒穿刺点，待干，无菌小方纱覆盖于穿刺点上方，透明敷料固定外露导管

1.PICC 标识：操作者签名、置管日期、置入和/或外露长度、上臂围。
2. 贴膜标识：操作者签名、有效期。
3. 输液接头标识：操作者签名、有效期

贴导管、贴膜及输液接头标识

1. 穿刺侧肢体 24 h 内减少活动，防止穿刺点出血；每天早、中、晚至少各做一组握拳运动，每组 25 次，每次连续握拳 10 s，间歇 10 s，以防血栓形成。
2. 24 h 时后可正常活动，负重不超过 5 kg，避免过度举高及外展活动

告知病人置管后注意事项

X 线胸摄片，确认导管尖端位置

用物处理，洗手

置管方式，置管过程，穿刺血管，置入长度，外露长度，上臂围，PICC 头端位置，操作者姓名、置管日期

记录

交接班

（薛幼华）

2. PICC 维护技术操作流程

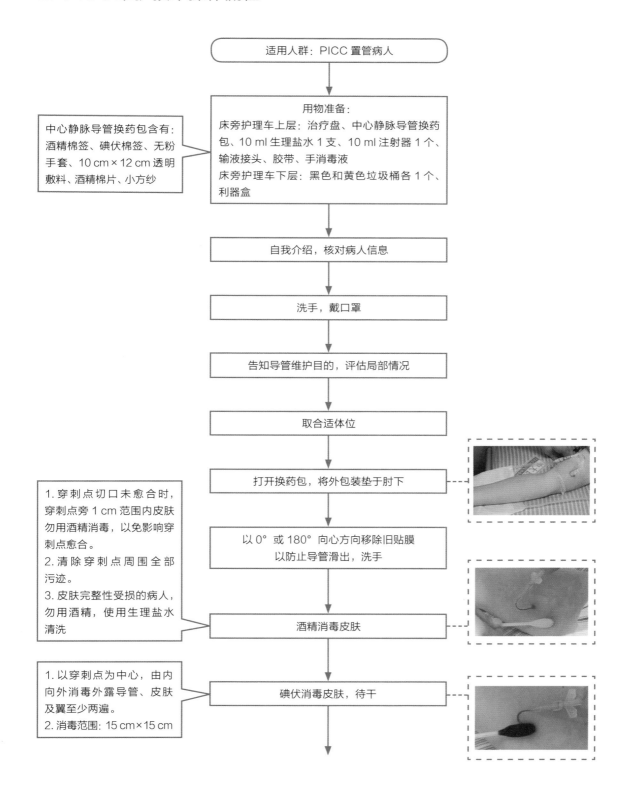

适用人群：PICC 置管病人

↓

用物准备：
床旁护理车上层：治疗盘、中心静脉导管换药包、10 ml 生理盐水 1 支、10 ml 注射器 1 个、输液接头、胶带、手消毒液
床旁护理车下层：黑色和黄色垃圾桶各 1 个、利器盒

中心静脉导管换药包含有：酒精棉签、碘伏棉签、无粉手套、10 cm×12 cm 透明敷料、酒精棉片、小方纱

↓

自我介绍，核对病人信息

↓

洗手，戴口罩

↓

告知导管维护目的，评估局部情况

↓

取合适体位

↓

打开换药包，将外包装垫于肘下

↓

以 0° 或 180° 向心方向移除旧贴膜以防止导管滑出，洗手

1. 穿刺点切口未愈合时，穿刺点旁 1 cm 范围内皮肤勿用酒精消毒，以免影响穿刺点愈合。
2. 清除穿刺点周围全部污迹。
3. 皮肤完整性受损的病人，勿用酒精，使用生理盐水清洗

↓

酒精消毒皮肤

1. 以穿刺点为中心，由内向外消毒外露导管、皮肤及翼至少两遍。
2. 消毒范围：15 cm×15 cm

↓

碘伏消毒皮肤，待干

↓

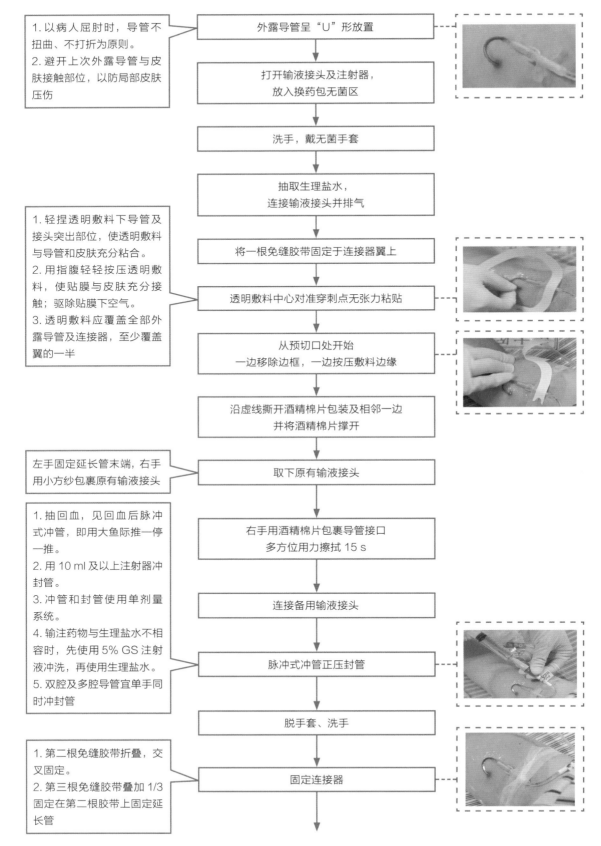

1. 以病人屈肘时，导管不扭曲、不打折为原则。
2. 避开上次外露导管与皮肤接触部位，以防局部皮肤压伤

外露导管呈"U"形放置

↓

打开输液接头及注射器，放入换药包无菌区

↓

洗手，戴无菌手套

↓

抽取生理盐水，连接输液接头并排气

↓

1. 轻捏透明敷料下导管及接头突出部位，使透明敷料与导管和皮肤充分粘合。
2. 用指腹轻轻按压透明敷料，使贴膜与皮肤充分接触；驱除贴膜下空气。
3. 透明敷料应覆盖全部外露导管及连接器，至少覆盖翼的一半

将一根免缝胶带固定于连接器翼上

↓

透明敷料中心对准穿刺点无张力粘贴

↓

从预切口处开始一边移除边框，一边按压敷料边缘

↓

沿虚线撕开酒精棉片包装及相邻一边并将酒精棉片撑开

↓

左手固定延长管末端，右手用小方纱包裹原有输液接头

取下原有输液接头

↓

1. 抽回血，见回血后脉冲式冲管，即用大鱼际推一停一推。
2. 用10 ml及以上注射器冲封管。
3. 冲管和封管使用单剂量系统。
4. 输注药物与生理盐水不相容时，先使用5% GS注射液冲洗，再使用生理盐水。
5. 双腔及多腔导管宜单手同时冲封管

右手用酒精棉片包裹导管接口多方位用力擦拭15 s

↓

连接备用输液接头

↓

脉冲式冲管正压封管

↓

脱手套、洗手

↓

1. 第二根免缝胶带折叠，交叉固定。
2. 第三根免缝胶带叠加1/3固定在第二根胶带上固定延长管

固定连接器

↓

```
┌─────────────────────────┐              ┌──────────────────────────┐
│ 1.操作者签名、有效期。    │◄─────────────│   填写贴膜及输液接头标识   │
│ 2.分别贴于膜的边缘及输   │              └──────────────────────────┘
│   液接头                 │                          │
└─────────────────────────┘                          ▼
┌─────────────────────────┐              ┌──────────────────────────┐
│   防止导管压伤皮肤        │◄─────────────│   高举平台法固定导管末端   │─ ─ ─ ─ ►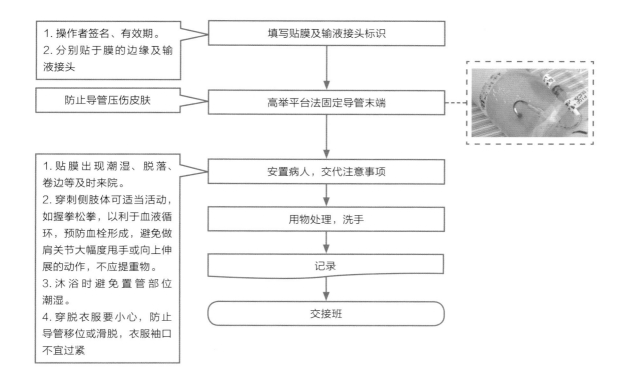
└─────────────────────────┘              └──────────────────────────┘
                                                      │
                                                      ▼
┌─────────────────────────┐              ┌──────────────────────────┐
│ 1.贴膜出现潮湿、脱落、    │◄─────────────│   安置病人，交代注意事项   │
│   卷边等及时来院。        │              └──────────────────────────┘
│ 2.穿刺侧肢体可适当活动，  │                          │
│   如握拳松拳，以利于血液循 │                          ▼
│   环，预防血栓形成，避免做 │              ┌──────────────────────────┐
│   肩关节大幅度甩手或向上伸 │              │     用物处理，洗手         │
│   展的动作，不应提重物。   │              └──────────────────────────┘
│ 3.沐浴时避免置管部位       │                          │
│   潮湿。                  │                          ▼
│ 4.穿脱衣服要小心，防止     │              ┌──────────────────────────┐
│   导管移位或滑脱，衣服袖口 │              │          记录             │
│   不宜过紧                │              └──────────────────────────┘
└─────────────────────────┘                          │
                                                      ▼
                                         ╭──────────────────────────╮
                                         │         交接班            │
                                         ╰──────────────────────────╯
```

注意事项：

更换敷料时机：

（1）置管 24 h 后更换贴膜 1 次，以后每周更换 1 次；

（2）纱布敷料每 2 天更换 1 次（透明敷料下垫小方纱视为纱布敷料）；

（3）敷料有渗血、渗液、松动、卷边、潮湿等随时更换。

（薛幼华）

3. PICC 拔管技术操作流程

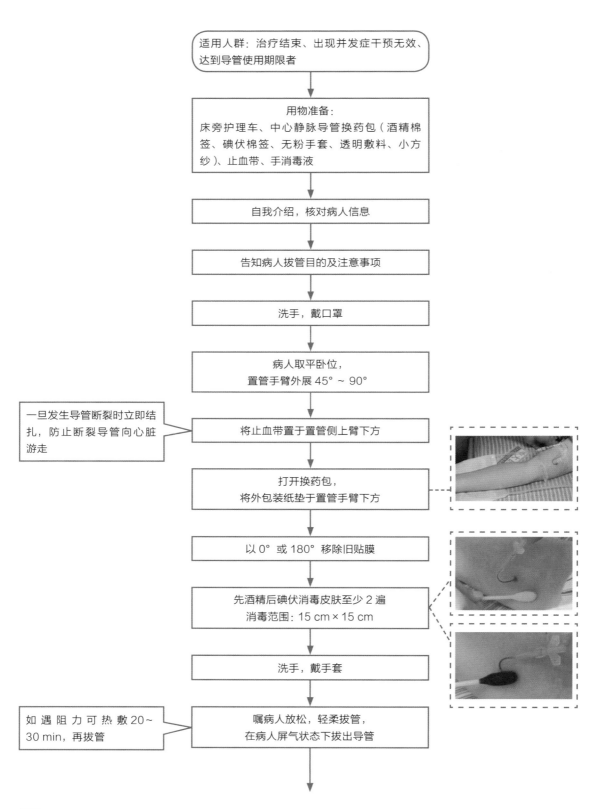

适用人群：治疗结束、出现并发症干预无效、达到导管使用期限者

用物准备：
床旁护理车、中心静脉导管换药包（酒精棉签、碘伏棉签、无粉手套、透明敷料、小方纱）、止血带、手消毒液

自我介绍，核对病人信息

告知病人拔管目的及注意事项

洗手，戴口罩

病人取平卧位，
置管手臂外展 45°～90°

一旦发生导管断裂时立即结扎，防止断裂导管向心脏游走

将止血带置于置管侧上臂下方

打开换药包，
将外包装纸垫于置管手臂下方

以 0°或 180°移除旧贴膜

先酒精后碘伏消毒皮肤至少 2 遍
消毒范围：15 cm×15 cm

洗手，戴手套

如遇阻力可热敷 20～30 min，再拔管

嘱病人放松，轻柔拔管，
在病人屏气状态下拔出导管

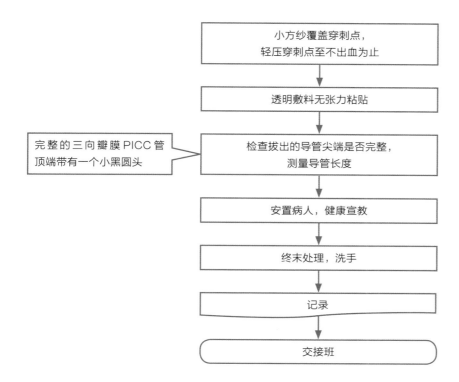

注意事项：

1. PICC 应由接受过专业培训的护理人员拔除。

2. 避免沿血管走向加压。

3. 拔管时如出现导管断裂，立即扎紧止血带并汇报医生。

4. 应用透明敷料穿刺点密闭至少 24 h，24 h 后评估穿刺点愈合情况。

（薛幼华）

4. 输液港维护技术操作流程

```
┌─────────────────────────────────────┐
│  适用人群：植入输液港的病人            │
└─────────────────────────────────────┘
                  ↓
┌─────────────────────────────────────┐
│ 用物准备：                            │
│ 床旁护理车上层：治疗盘、弯盘、10 ml 及 │
│ 以上注射器2个、生理盐水、肝素盐水（必要 │
│ 时）、无损伤针、输液接头、标识、胶带、中 │
│ 心静脉置管换药包（内有酒精棉签、碘伏或氯 │
│ 己定棉签、无菌手套、贴膜、洞巾、免缝胶带 │
│ 等）、手消毒液；                       │
│ 床旁护理车下层：黄色垃圾桶、黑色垃圾桶、 │
│ 利器盒                                │
└─────────────────────────────────────┘
                  ↓
┌─────────────────────────────────────┐
│     自我介绍，核对病人信息             │
└─────────────────────────────────────┘
                  ↓
┌─────────────────────────────────────┐
│     解释维护目的、方法及意义           │
└─────────────────────────────────────┘
                  ↓
┌─────────────────────────────────────┐
│ 评估输液港周围皮肤的颜色、温度，有无压  │
│ 痛、肿胀、血肿、感染等                 │
└─────────────────────────────────────┘
                  ↓
┌─────────────────────────────────────┐
│     打开中心静脉置管换药包，           │
│     消毒皮肤，待干                     │
└─────────────────────────────────────┘
                  ↓
┌─────────────────────────────────────┐
│     将注射器、输液接头，               │
│     无损伤针放入无菌区                 │
└─────────────────────────────────────┘
                  ↓
┌─────────────────────────────────────┐
│     戴无菌手套，铺洞巾                 │
└─────────────────────────────────────┘
                  ↓
┌─────────────────────────────────────┐
│     抽取生理盐水，                     │
│     连接无损伤针及输液接头并排气       │
└─────────────────────────────────────┘
                  ↓
┌─────────────────────────────────────┐
│     再次确认穿刺部位，实施穿刺，       │
│     穿刺手法：突破感—落空感—阻力感    │
└─────────────────────────────────────┘
                  ↓
```

左侧注释（对应"打开中心静脉置管换药包，消毒皮肤"）：
1. 以注射座为中心，先用75% 酒精消毒皮肤至少2遍，清除穿刺点周围全部污迹。
2. 皮肤完整性受损的病人，勿用酒精，用生理盐水清洗。
3. 再用氯己定或碘伏消毒皮肤至少2遍，范围15 cm×15 cm。消毒方式：由内向外局部反复摩擦，结合环形手法

左侧注释（对应"再次确认穿刺部位，实施穿刺"）：
1. 左手触诊确认注射座边缘；拇指、食指、中指形成三角形，将输液港固定，确定三指的中心为穿刺点。
2. 将输液港座拱起，右手持无损伤针自三针中点处轻柔地垂直刺入穿刺隔（不要过度紧绷皮肤），直达储液槽基座底部，遇阻力不可强行进针

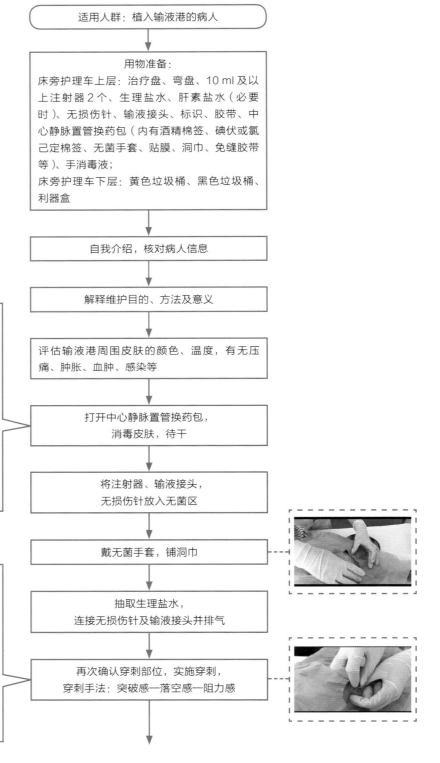

若抽不到回血且推注无阻力，可注入 3~5 ml 生理盐水使导管在血管中飘浮起来后再回抽 ────── 抽回血，确认导管通畅 ┈┈┈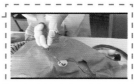

1. 正压接头：断开注射器，夹闭拇指夹。
2. 负压接头：夹闭拇指夹，断开注射器 ────── 冲封管：
以 10ml 生理盐水脉冲式冲管，正压封管

1. 轻捏透明敷料下针翼、延长管，使透明敷料与针翼、延长管和皮肤充分粘合。
2. 用指腹轻轻按压透明敷料，使贴膜与皮肤充分接触；驱除贴膜下空气 ────── 固定：
视情况将小方纱垫于无损伤针蝶翼下方，将免缝胶带贴于无损伤针延长管的前 1/3 处，贴膜中心对准穿刺点，无张力固定无损伤针 ┈┈┈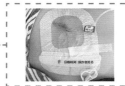

以高举平台法妥善固定无损伤针末端

填写贴膜、无损伤针及输液接头标识，注明日期、时间、操作者姓名，分别贴于贴膜边缘、无损伤针末端及输液接头上

告知病人及家属注意事项与护理常识

用物处理、洗手

记录

交接班

（徐　阳）

5. 病房放射防护技术操作流程

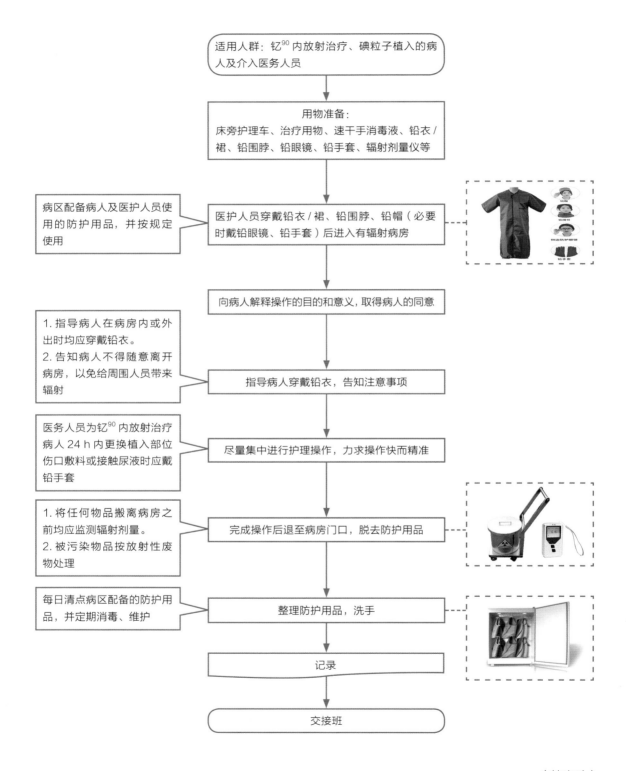

适用人群：钇⁹⁰内放射治疗、碘粒子植入的病人及介入医务人员

用物准备：
床旁护理车、治疗用物、速干手消毒液、铅衣／裙、铅围脖、铅眼镜、铅手套、辐射剂量仪等

病区配备病人及医护人员使用的防护用品，并按规定使用

医护人员穿戴铅衣／裙、铅围脖、铅帽（必要时戴铅眼镜、铅手套）后进入有辐射病房

向病人解释操作的目的和意义，取得病人的同意

1. 指导病人在病房内或外出时均应穿戴铅衣。
2. 告知病人不得随意离开病房，以免给周围人员带来辐射

指导病人穿戴铅衣，告知注意事项

医务人员为钇⁹⁰内放射治疗病人24 h内更换植入部位伤口敷料或接触尿液时应戴铅手套

尽量集中进行护理操作，力求操作快而精准

1. 将任何物品搬离病房之前均应监测辐射剂量。
2. 被污染物品按放射性废物处理

完成操作后退至病房门口，脱去防护用品

每日清点病区配备的防护用品，并定期消毒、维护

整理防护用品，洗手

记录

交接班

（韩晓玲）

6. 血管造影水化护理技术操作流程

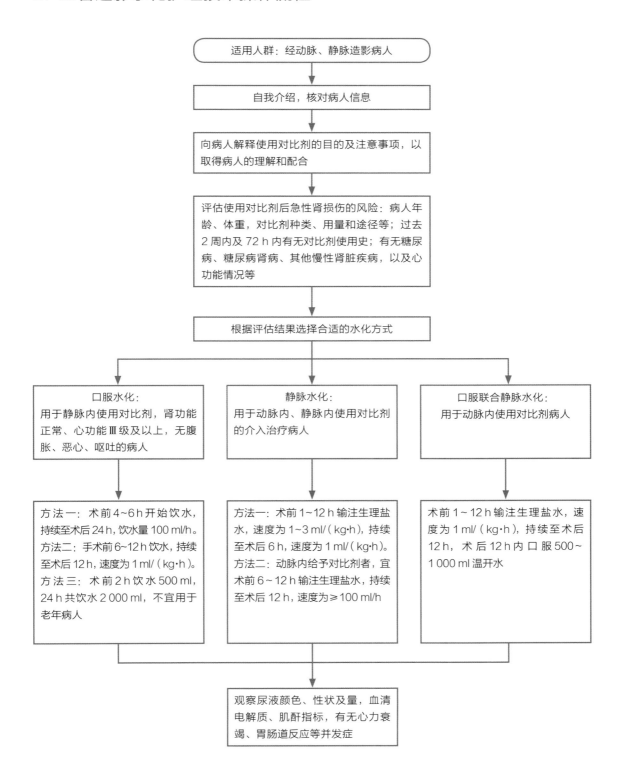

適用人群：经动脉、静脉造影病人

↓

自我介绍，核对病人信息

↓

向病人解释使用对比剂的目的及注意事项，以取得病人的理解和配合

↓

评估使用对比剂后急性肾损伤的风险：病人年龄、体重，对比剂种类、用量和途径等；过去2周内及72 h内有无对比剂使用史；有无糖尿病、糖尿病肾病、其他慢性肾脏疾病，以及心功能情况等

↓

根据评估结果选择合适的水化方式

口服水化：
用于静脉内使用对比剂，肾功能正常、心功能Ⅲ级及以上，无腹胀、恶心、呕吐的病人

↓

方法一：术前4~6 h开始饮水，持续至术后24 h，饮水量100 ml/h。
方法二：手术前6~12 h饮水，持续至术后12 h，速度为1 ml/（kg·h）。
方法三：术前2 h饮水500 ml，24 h共饮水2 000 ml，不宜用于老年病人

静脉水化：
用于动脉内、静脉内使用对比剂的介入治疗病人

↓

方法一：术前1~12 h输注生理盐水，速度为1~3 ml/（kg·h），持续至术后6 h，速度为1 ml/（kg·h）。
方法二：动脉内给予对比剂者，宜术前6~12 h输注生理盐水，持续至术后12 h，速度为≥100 ml/h

口服联合静脉水化：
用于动脉内使用对比剂病人

↓

术前1~12 h输注生理盐水，速度为1 ml/（kg·h），持续至术后12 h，术后12 h内口服500~1 000 ml温开水

↓

观察尿液颜色、性状及量，血清电解质、肌酐指标，有无心力衰竭、胃肠道反应等并发症

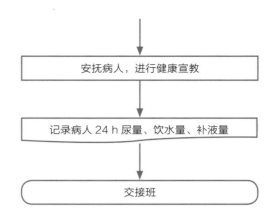

安抚病人，进行健康宣教

记录病人 24 h 尿量、饮水量、补液量

交接班

（薛幼华）

7. 抗凝剂皮下注射技术操作流程

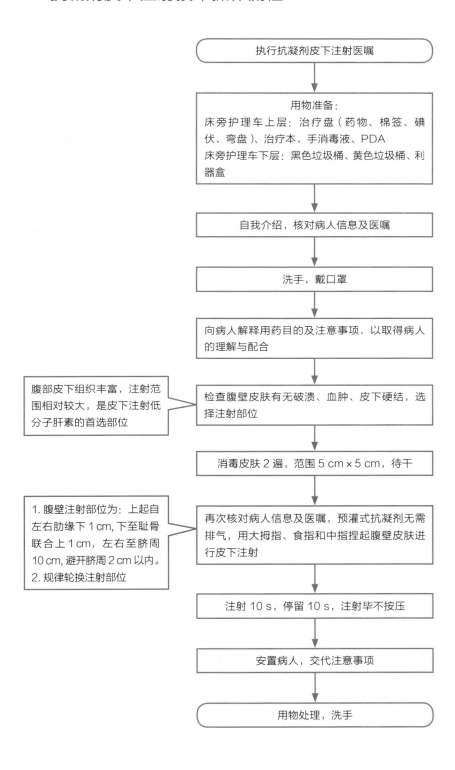

执行抗凝剂皮下注射医嘱

用物准备：
床旁护理车上层：治疗盘（药物、棉签、碘伏、弯盘）、治疗本、手消毒液、PDA
床旁护理车下层：黑色垃圾桶、黄色垃圾桶、利器盒

自我介绍，核对病人信息及医嘱

洗手，戴口罩

向病人解释用药目的及注意事项，以取得病人的理解与配合

腹部皮下组织丰富，注射范围相对较大，是皮下注射低分子肝素的首选部位 —— 检查腹壁皮肤有无破溃、血肿、皮下硬结，选择注射部位

消毒皮肤2遍，范围5cm×5cm，待干

1. 腹壁注射部位为：上起自左右肋缘下1cm，下至耻骨联合上1cm，左右至脐周10cm，避开脐周2cm以内。
2. 规律轮换注射部位 —— 再次核对病人信息及医嘱，预灌式抗凝剂无需排气，用大拇指、食指和中指捏起腹壁皮肤进行皮下注射

注射10s，停留10s，注射毕不按压

安置病人，交代注意事项

用物处理，洗手

（薛幼华）

8. 病人自控镇痛（PCA）泵护理技术操作流程

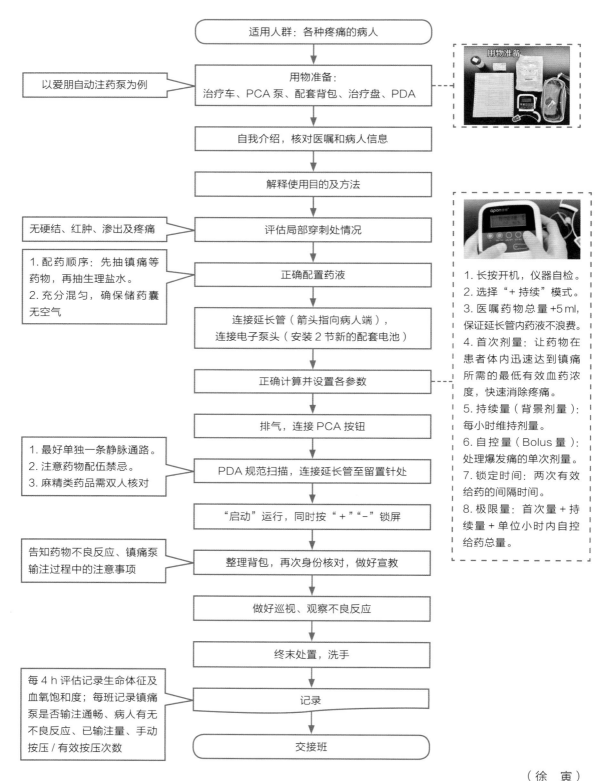

适用人群：各种疼痛的病人

以爱朋自动注药泵为例 ——

用物准备：
治疗车、PCA 泵、配套背包、治疗盘、PDA

用物准备

自我介绍，核对医嘱和病人信息

解释使用目的及方法

无硬结、红肿、渗出及疼痛 ——

评估局部穿刺处情况

1. 配药顺序：先抽镇痛等药物，再抽生理盐水。
2. 充分混匀，确保储药囊无空气

正确配置药液

连接延长管（箭头指向病人端），
连接电子泵头（安装 2 节新的配套电池）

正确计算并设置各参数

排气，连接 PCA 按钮

1. 最好单独一条静脉通路。
2. 注意药物配伍禁忌。
3. 麻精类药品需双人核对

PDA 规范扫描，连接延长管至留置针处

1. 长按开机，仪器自检。
2. 选择"＋持续"模式。
3. 医嘱药物总量 +5 ml，保证延长管内药液不浪费。
4. 首次剂量：让药物在患者体内迅速达到镇痛所需的最低有效血药浓度，快速消除疼痛。
5. 持续量（背景剂量）：每小时维持剂量。
6. 自控量（Bolus 量）：处理爆发痛的单次剂量。
7. 锁定时间：两次有效给药的间隔时间。
8. 极限量：首次量 + 持续量 + 单位小时内自控给药总量。

"启动"运行，同时按"＋""－"锁屏

告知药物不良反应、镇痛泵输注过程中的注意事项 ——

整理背包，再次身份核对，做好宣教

做好巡视、观察不良反应

终末处置，洗手

每 4 h 评估记录生命体征及血氧饱和度；每班记录镇痛泵是否输注通畅、病人有无不良反应、已输注量、手动按压 / 有效按压次数 ——

记录

交接班

（徐　寅）

9. 动脉穿刺点护理技术操作流程

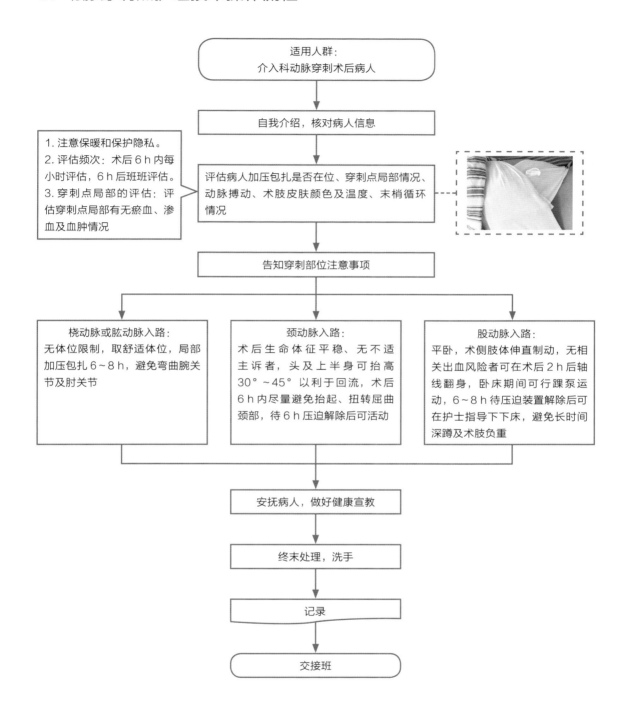

适用人群:
介入科动脉穿刺术后病人

↓

自我介绍,核对病人信息

↓

1. 注意保暖和保护隐私。
2. 评估频次:术后6h内每小时评估,6h后班班评估。
3. 穿刺点局部的评估:评估穿刺点局部有无瘀血、渗血及血肿情况

评估病人加压包扎是否在位、穿刺点局部情况、动脉搏动、术肢皮肤颜色及温度、末梢循环情况

↓

告知穿刺部位注意事项

↓

桡动脉或肱动脉入路:
无体位限制,取舒适体位,局部加压包扎6~8h,避免弯曲腕关节及肘关节

颈动脉入路:
术后生命体征平稳、无不适主诉者,头及上半身可抬高30°~45°以利于回流,术后6h内尽量避免抬起、扭转屈曲颈部,待6h压迫解除后可活动

股动脉入路:
平卧,术侧肢体伸直制动,无相关出血风险者可在术后2h后轴线翻身,卧床期间可行踝泵运动,6~8h待压迫装置解除后可在护士指导下下床,避免长时间深蹲及术肢负重

↓

安抚病人,做好健康宣教

↓

终末处理,洗手

↓

记录

↓

交接班

(万红燕)

10. 足背动脉搏动触摸技术操作流程

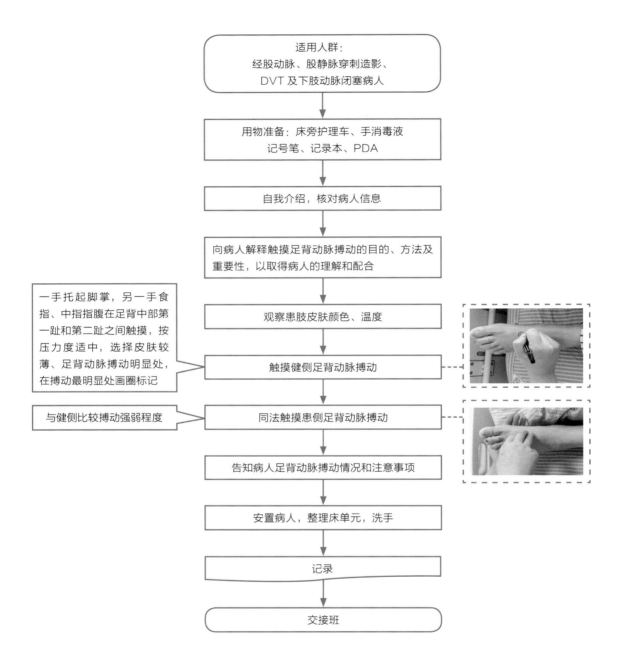

适用人群:
经股动脉、股静脉穿刺造影、
DVT 及下肢动脉闭塞病人

↓

用物准备: 床旁护理车、手消毒液
记号笔、记录本、PDA

↓

自我介绍, 核对病人信息

↓

向病人解释触摸足背动脉搏动的目的、方法及
重要性, 以取得病人的理解和配合

↓

观察患肢皮肤颜色、温度

↓

一手托起脚掌, 另一手食指、中指指腹在足背中部第一趾和第二趾之间触摸, 按压力度适中, 选择皮肤较薄、足背动脉搏动明显处, 在搏动最明显处画圈标记 — 触摸健侧足背动脉搏动

↓

与健侧比较搏动强弱程度 — 同法触摸患侧足背动脉搏动

↓

告知病人足背动脉搏动情况和注意事项

↓

安置病人, 整理床单元, 洗手

↓

记录

↓

交接班

(薛幼华)

11. 动脉穿刺并发出血及皮下血肿护理技术操作流程

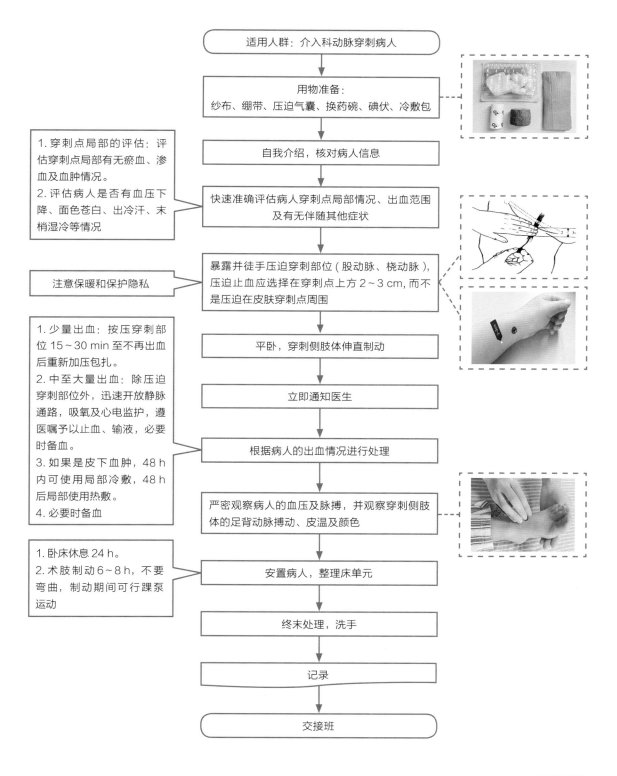

适用人群：介入科动脉穿刺病人

↓

用物准备：
纱布、绷带、压迫气囊、换药碗、碘伏、冷敷包

↓

1. 穿刺点局部的评估：评估穿刺点局部有无瘀血、渗血及血肿情况。
2. 评估病人是否有血压下降、面色苍白、出冷汗、末梢湿冷等情况

自我介绍，核对病人信息

↓

快速准确评估病人穿刺点局部情况、出血范围及有无伴随其他症状

↓

注意保暖和保护隐私

暴露并徒手压迫穿刺部位（股动脉、桡动脉），压迫止血应选择在穿刺点上方2~3 cm，而不是压迫在皮肤穿刺点周围

↓

1. 少量出血：按压穿刺部位15~30 min至不再出血后重新加压包扎。
2. 中至大量出血：除压迫穿刺部位外，迅速开放静脉通路，吸氧及心电监护，遵医嘱予以止血、输液，必要时备血。
3. 如果是皮下血肿，48 h内可使用局部冷敷，48 h后局部使用热敷。
4. 必要时备血

平卧，穿刺侧肢体伸直制动

↓

立即通知医生

↓

根据病人的出血情况进行处理

↓

严密观察病人的血压及脉搏，并观察穿刺侧肢体的足背动脉搏动、皮温及颜色

↓

1. 卧床休息24 h。
2. 术肢制动6~8 h，不要弯曲，制动期间可行踝泵运动

安置病人，整理床单元

↓

终末处理，洗手

↓

记录

↓

交接班

（万红燕）

12. 动脉穿刺并发假性动脉瘤护理技术操作流程

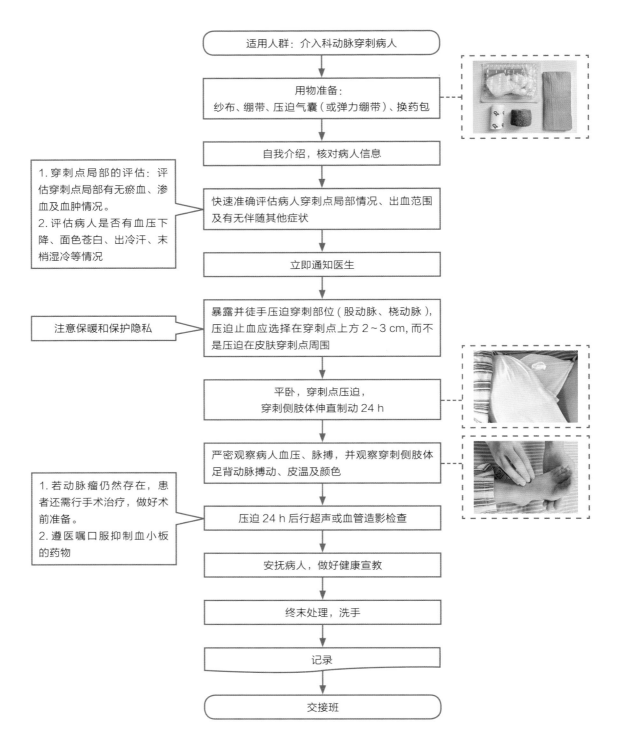

适用人群：介入科动脉穿刺病人

↓

用物准备：
纱布、绷带、压迫气囊（或弹力绷带）、换药包

↓

自我介绍，核对病人信息

↓

快速准确评估病人穿刺点局部情况、出血范围
及有无伴随其他症状

1. 穿刺点局部的评估：评估穿刺点局部有无瘀血、渗血及血肿情况。
2. 评估病人是否有血压下降、面色苍白、出冷汗、末梢湿冷等情况

↓

立即通知医生

↓

暴露并徒手压迫穿刺部位（股动脉、桡动脉），压迫止血应选择在穿刺点上方 2～3 cm，而不是压迫在皮肤穿刺点周围

注意保暖和保护隐私

↓

平卧，穿刺点压迫，
穿刺侧肢体伸直制动 24 h

↓

严密观察病人血压、脉搏，并观察穿刺侧肢体
足背动脉搏动、皮温及颜色

1. 若动脉瘤仍然存在，患者还需行手术治疗，做好术前准备。
2. 遵医嘱口服抑制血小板的药物

↓

压迫 24 h 后行超声或血管造影检查

↓

安抚病人，做好健康宣教

↓

终末处理，洗手

↓

记录

↓

交接班

（万红燕）

第二章
介入手术室护理技术操作

13. 病人手术体位摆放操作流程

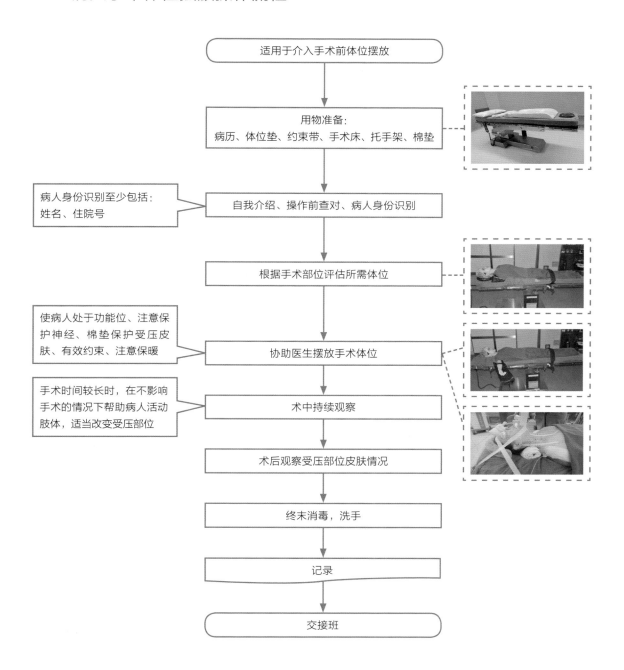

适用于介入手术前体位摆放

↓

用物准备：
病历、体位垫、约束带、手术床、托手架、棉垫

↓

病人身份识别至少包括：
姓名、住院号

自我介绍、操作前查对、病人身份识别

↓

根据手术部位评估所需体位

↓

使病人处于功能位、注意保护神经、棉垫保护受压皮肤、有效约束、注意保暖

协助医生摆放手术体位

↓

手术时间较长时，在不影响手术的情况下帮助病人活动肢体，适当改变受压部位

术中持续观察

↓

术后观察受压部位皮肤情况

↓

终末消毒，洗手

↓

记录

↓

交接班

（周洁宏）

14. 超声对比剂配置操作流程

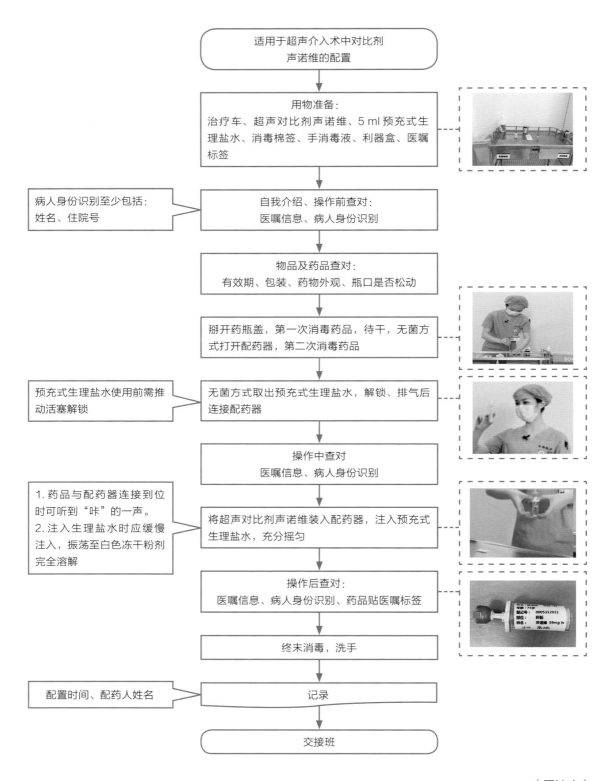

适用于超声介入术中对比剂
声诺维的配置

↓

用物准备：
治疗车、超声对比剂声诺维、5 ml 预充式生
理盐水、消毒棉签、手消毒液、利器盒、医嘱
标签

↓

病人身份识别至少包括：
姓名、住院号 —— 自我介绍、操作前查对：
医嘱信息、病人身份识别

↓

物品及药品查对：
有效期、包装、药物外观、瓶口是否松动

↓

掰开药瓶盖，第一次消毒药品，待干，无菌方
式打开配药器，第二次消毒药品

↓

预充式生理盐水使用前需推
动活塞解锁 —— 无菌方式取出预充式生理盐水，解锁、排气后
连接配药器

↓

操作中查对
医嘱信息、病人身份识别

↓

1. 药品与配药器连接到位
时可听到"咔"的一声。
2. 注入生理盐水时应缓慢
注入，振荡至白色冻干粉剂
完全溶解 —— 将超声对比剂声诺维装入配药器，注入预充式
生理盐水，充分摇匀

↓

操作后查对：
医嘱信息、病人身份识别、药品贴医嘱标签

↓

终末消毒，洗手

↓

配置时间、配药人姓名 —— 记录

↓

交接班

（周洁宏）

15. 明胶海绵颗粒栓塞剂配置操作流程

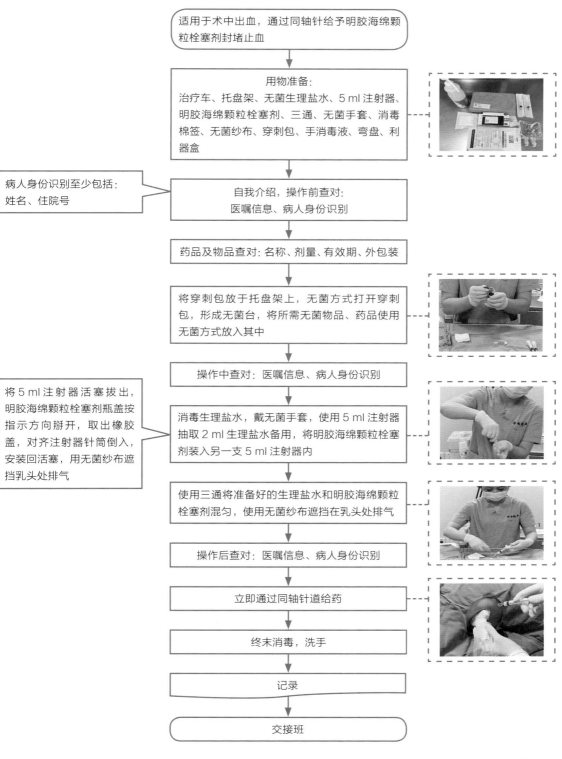

```
适用于术中出血，通过同轴针给予明胶海绵颗
粒栓塞剂封堵止血
```

```
用物准备：
治疗车、托盘架、无菌生理盐水、5 ml 注射器、
明胶海绵颗粒栓塞剂、三通、无菌手套、消毒
棉签、无菌纱布、穿刺包、手消毒液、弯盘、利
器盒
```

病人身份识别至少包括：
姓名、住院号

```
自我介绍，操作前查对：
医嘱信息、病人身份识别
```

```
药品及物品查对：名称、剂量、有效期、外包装
```

```
将穿刺包放于托盘架上，无菌方式打开穿刺
包，形成无菌台，将所需无菌物品、药品使用
无菌方式放入其中
```

```
操作中查对：医嘱信息、病人身份识别
```

将 5 ml 注射器活塞拔出，
明胶海绵颗粒栓塞剂瓶盖按
指示方向掰开，取出橡胶
盖，对齐注射器针筒倒入，
安装回活塞，用无菌纱布遮
挡乳头处排气

```
消毒生理盐水，戴无菌手套，使用 5 ml 注射器
抽取 2 ml 生理盐水备用，将明胶海绵颗粒栓塞
剂装入另一支 5 ml 注射器内
```

```
使用三通将准备好的生理盐水和明胶海绵颗粒
栓塞剂混匀，使用无菌纱布遮挡在乳头处排气
```

```
操作后查对：医嘱信息、病人身份识别
```

```
立即通过同轴针道给药
```

```
终末消毒，洗手
```

```
记录
```

```
交接班
```

（周洁宏）

16. 载药微球配置和使用操作流程

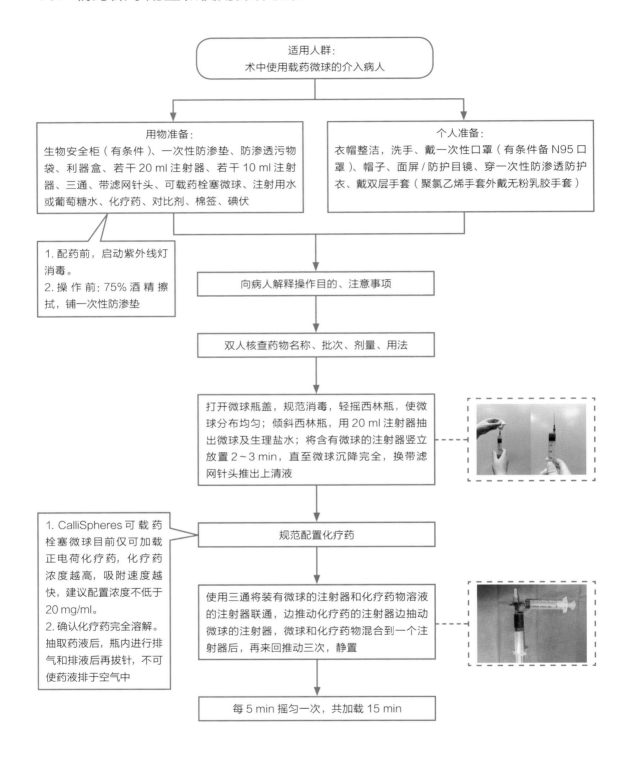

适用人群：
术中使用载药微球的介入病人

用物准备：
生物安全柜（有条件）、一次性防渗垫、防渗透污物袋、利器盒、若干 20 ml 注射器、若干 10 ml 注射器、三通、带滤网针头、可载药栓塞微球、注射用水或葡萄糖水、化疗药、对比剂、棉签、碘伏

个人准备：
衣帽整洁，洗手、戴一次性口罩（有条件备 N95 口罩）、帽子、面屏 / 防护目镜、穿一次性防渗透防护衣、戴双层手套（聚氯乙烯手套外戴无粉乳胶手套）

1. 配药前，启动紫外线灯消毒。
2. 操作前：75% 酒精擦拭，铺一次性防渗垫

向病人解释操作目的、注意事项

双人核查药物名称、批次、剂量、用法

打开微球瓶盖，规范消毒，轻摇西林瓶，使微球分布均匀；倾斜西林瓶，用 20 ml 注射器抽出微球及生理盐水；将含有微球的注射器竖立放置 2~3 min，直至微球沉降完全，换带滤网针头推出上清液

1. CalliSpheres 可载药栓塞微球目前仅可加载正电荷化疗药，化疗药浓度越高，吸附速度越快，建议配置浓度不低于 20 mg/ml。
2. 确认化疗药完全溶解。抽取药液后，瓶内进行排气和排液后再拔针，不可使药液排于空气中

规范配置化疗药

使用三通将装有微球的注射器和化疗药物溶液的注射器联通，边推动化疗药的注射器边抽动微球的注射器，微球和化疗药物混合到一个注射器后，再来回推动三次，静置

每 5 min 摇匀一次，共加载 15 min

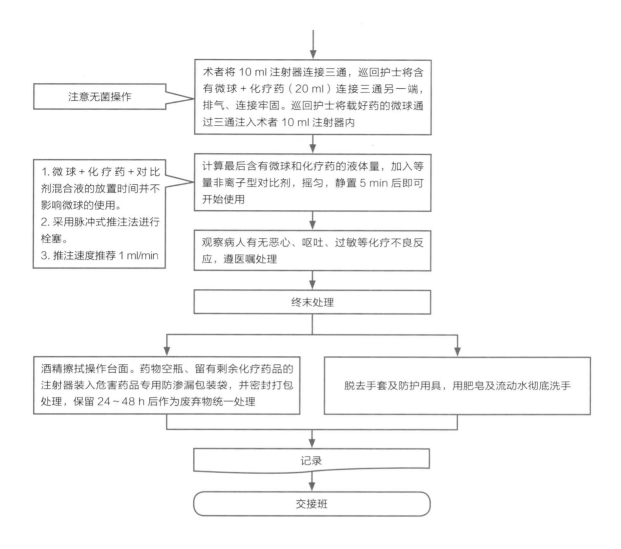

注意无菌操作 → 术者将 10 ml 注射器连接三通，巡回护士将含有微球 + 化疗药（20 ml）连接三通另一端，排气、连接牢固。巡回护士将载好药的微球通过三通注入术者 10 ml 注射器内

1.微球 + 化疗药 + 对比剂混合液的放置时间并不影响微球的使用。
2.采用脉冲式推注法进行栓塞。
3.推注速度推荐 1 ml/min
→ 计算最后含有微球和化疗药的液体量，加入等量非离子型对比剂，摇匀，静置 5 min 后即可开始使用

观察病人有无恶心、呕吐、过敏等化疗不良反应，遵医嘱处理

终末处理

酒精擦拭操作台面。药物空瓶、留有剩余化疗药品的注射器装入危害药品专用防渗漏包装袋，并密封打包处理，保留 24 ~ 48 h 后作为废弃物统一处理

脱去手套及防护用具，用肥皂及流动水彻底洗手

记录

交接班

（胡林婕）

17. 术中化疗药配置和使用操作流程

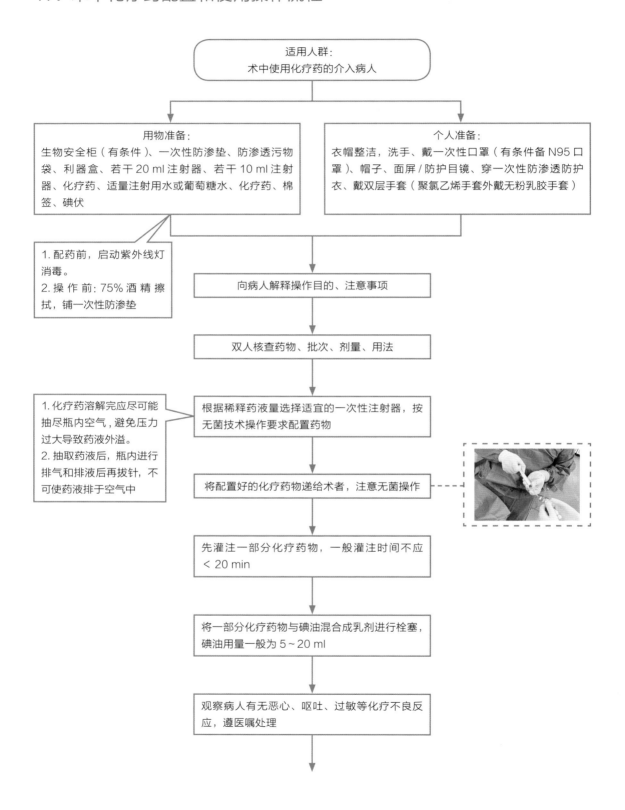

适用人群：
术中使用化疗药的介入病人

用物准备：
生物安全柜（有条件）、一次性防渗垫、防渗透污物袋、利器盒、若干 20 ml 注射器、若干 10 ml 注射器、化疗药、适量注射用水或葡萄糖水、化疗药、棉签、碘伏

个人准备：
衣帽整洁，洗手、戴一次性口罩（有条件备 N95 口罩）、帽子、面屏 / 防护目镜、穿一次性防渗透防护衣、戴双层手套（聚氯乙烯手套外戴无粉乳胶手套）

1. 配药前，启动紫外线灯消毒。
2. 操作前：75% 酒精擦拭，铺一次性防渗垫

向病人解释操作目的、注意事项

双人核查药物、批次、剂量、用法

1. 化疗药溶解完应尽可能抽尽瓶内空气，避免压力过大导致药液外溢。
2. 抽取药液后，瓶内进行排气和排液后再拔针，不可使药液排于空气中

根据稀释药液量选择适宜的一次性注射器，按无菌技术操作要求配置药物

将配置好的化疗药物递给术者，注意无菌操作

先灌注一部分化疗药物，一般灌注时间不应 < 20 min

将一部分化疗药物与碘油混合成乳剂进行栓塞，碘油用量一般为 5~20 ml

观察病人有无恶心、呕吐、过敏等化疗不良反应，遵医嘱处理

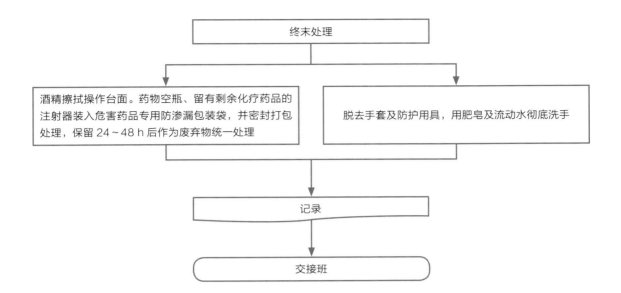

（胡林婕）

18. 溶栓药物配置操作流程

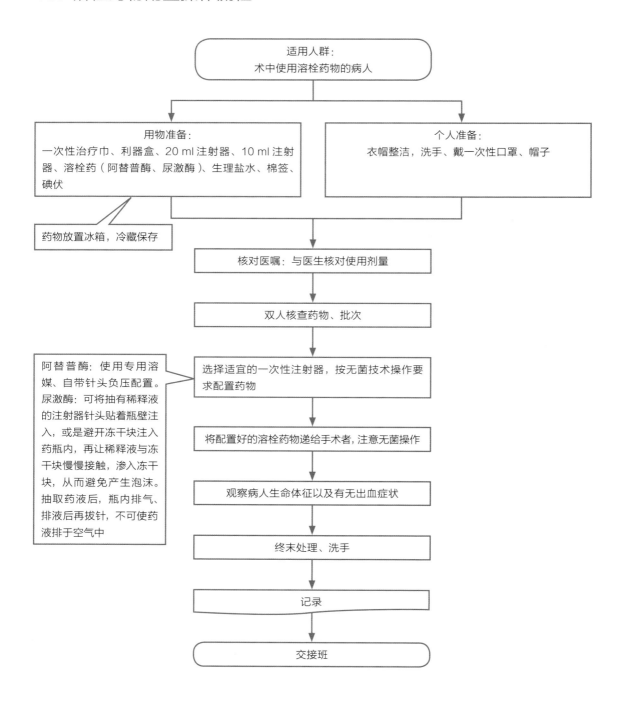

适用人群:
术中使用溶栓药物的病人

用物准备:
一次性治疗巾、利器盒、20 ml注射器、10 ml注射器、溶栓药（阿替普酶、尿激酶）、生理盐水、棉签、碘伏

个人准备:
衣帽整洁，洗手、戴一次性口罩、帽子

药物放置冰箱，冷藏保存

核对医嘱: 与医生核对使用剂量

双人核查药物、批次

阿替普酶: 使用专用溶媒、自带针头负压配置。
尿激酶: 可将抽有稀释液的注射器针头贴着瓶壁注入，或是避开冻干块注入药瓶内，再让稀释液与冻干块慢慢接触，渗入冻干块，从而避免产生泡沫。抽取药液后，瓶内排气、排液后再拔针，不可使药液排于空气中

选择适宜的一次性注射器，按无菌技术操作要求配置药物

将配置好的溶栓药物递给手术者，注意无菌操作

观察病人生命体征以及有无出血症状

终末处理、洗手

记录

交接班

（包建英）

19. 术中配合放置钇^{90}护理技术操作流程

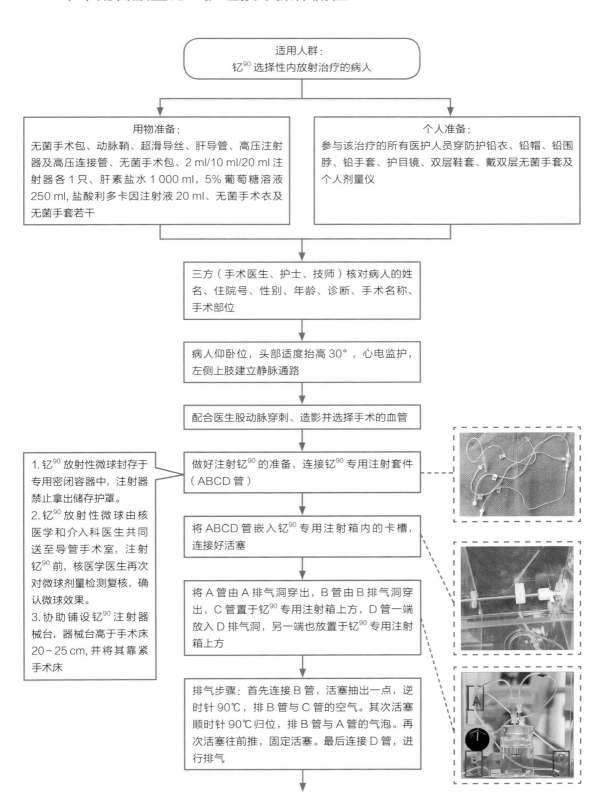

适用人群：
钇^{90}选择性内放射治疗的病人

用物准备：
无菌手术包、动脉鞘、超滑导丝、肝导管、高压注射器及高压连接管、无菌手术包、2 ml/10 ml/20 ml注射器各1只、肝素盐水1 000 ml，5%葡萄糖溶液250 ml，盐酸利多卡因注射液20 ml、无菌手术衣及无菌手套若干

个人准备：
参与该治疗的所有医护人员穿防护铅衣、铅帽、铅围脖、铅手套、护目镜、双层鞋套、戴双层无菌手套及个人剂量仪

三方（手术医生、护士、技师）核对病人的姓名、住院号、性别、年龄、诊断、手术名称、手术部位

病人仰卧位，头部适度抬高30°，心电监护，左侧上肢建立静脉通路

配合医生股动脉穿刺、造影并选择手术的血管

1.钇^{90}放射性微球封存于专用密闭容器中，注射器禁止拿出储存护罩。
2.钇^{90}放射性微球由核医学和介入科医生共同送至导管手术室，注射钇^{90}前，核医学医生再次对微球剂量检测复核，确认微球效果。
3.协助铺设钇^{90}注射器械台，器械台高于手术床20~25 cm，并将其靠紧手术床

做好注射钇^{90}的准备，连接钇^{90}专用注射套件（ABCD管）

将ABCD管嵌入钇^{90}专用注射箱内的卡槽，连接好活塞

将A管由A排气洞穿出，B管由B排气洞穿出，C管置于钇^{90}专用注射箱上方，D管一端放入D排气洞，另一端也放置于钇^{90}专用注射箱上方

排气步骤：首先连接B管，活塞抽出一点，逆时针90℃，排B管与C管的空气。其次活塞顺时针90℃归位，排B管与A管的气泡。再次活塞往前推，固定活塞。最后连接D管，进行排气

配合医生注入钇^{90}放射性栓塞微粒

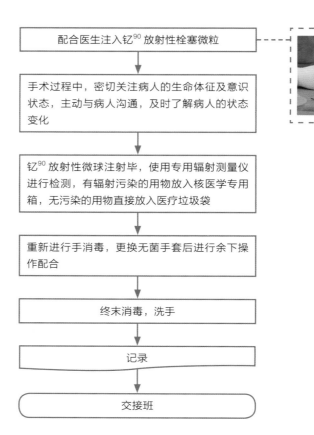

手术过程中，密切关注病人的生命体征及意识状态，主动与病人沟通，及时了解病人的状态变化

钇^{90}放射性微球注射毕，使用专用辐射测量仪进行检测，有辐射污染的用物放入核医学专用箱，无污染的用物直接放入医疗垃圾袋

重新进行手消毒，更换无菌手套后进行余下操作配合

终末消毒，洗手

记录

交接班

（万红燕）

20. 肝素化护理操作流程

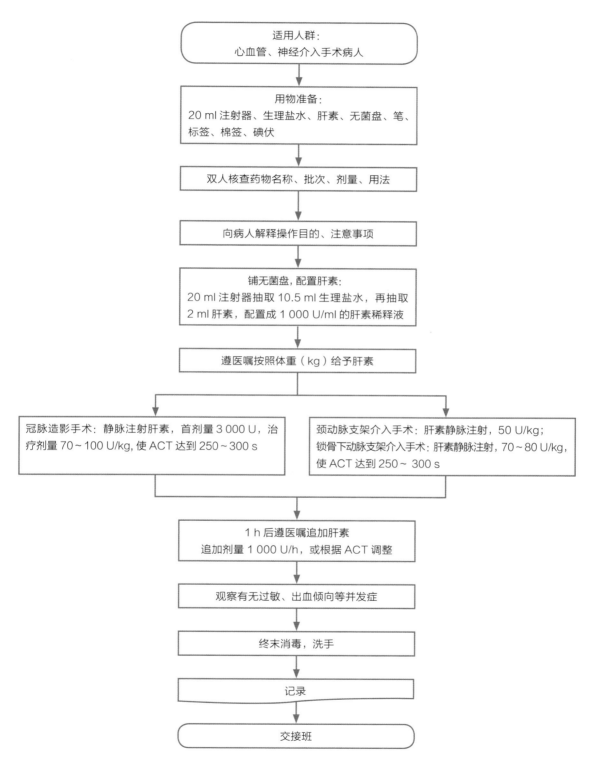

适用人群:
心血管、神经介入手术病人

↓

用物准备:
20 ml 注射器、生理盐水、肝素、无菌盘、笔、标签、棉签、碘伏

↓

双人核查药物名称、批次、剂量、用法

↓

向病人解释操作目的、注意事项

↓

铺无菌盘,配置肝素:
20 ml 注射器抽取 10.5 ml 生理盐水,再抽取 2 ml 肝素,配置成 1 000 U/ml 的肝素稀释液

↓

遵医嘱按照体重(kg)给予肝素

↓

冠脉造影手术:静脉注射肝素,首剂量 3 000 U,治疗剂量 70～100 U/kg,使 ACT 达到 250～300 s

颈动脉支架介入手术:肝素静脉注射,50 U/kg;
锁骨下动脉支架介入手术:肝素静脉注射,70～80 U/kg,使 ACT 达到 250～ 300 s

↓

1 h 后遵医嘱追加肝素
追加剂量 1 000 U/h,或根据 ACT 调整

↓

观察有无过敏、出血倾向等并发症

↓

终末消毒,洗手

↓

记录

↓

交接班

(胡林婕)

21. 加压输液技术操作流程

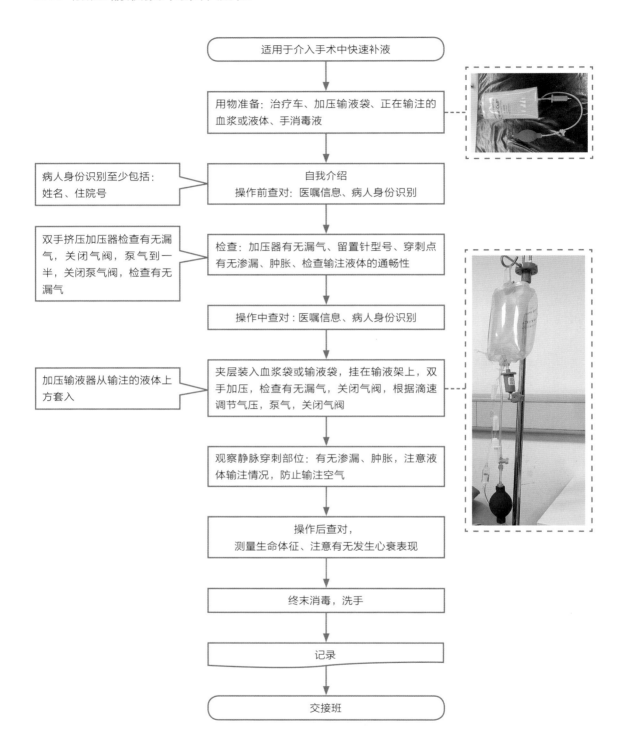

适用于介入手术中快速补液

↓

用物准备：治疗车、加压输液袋、正在输注的血浆或液体、手消毒液

病人身份识别至少包括：姓名、住院号 → 自我介绍
操作前查对：医嘱信息、病人身份识别

双手挤压加压器检查有无漏气，关闭气阀，泵气到一半，关闭泵气阀，检查有无漏气 → 检查：加压器有无漏气、留置针型号、穿刺点有无渗漏、肿胀、检查输注液体的通畅性

操作中查对：医嘱信息、病人身份识别

加压输液器从输注的液体上方套入 → 夹层装入血浆袋或输液袋，挂在输液架上，双手加压，检查有无漏气，关闭气阀，根据滴速调节气压，泵气，关闭气阀

观察静脉穿刺部位：有无渗漏、肿胀，注意液体输注情况，防止输注空气

操作后查对，测量生命体征、注意有无发生心衰表现

终末消毒，洗手

记录

交接班

（周洁宏）

22. 高压注射器操作流程

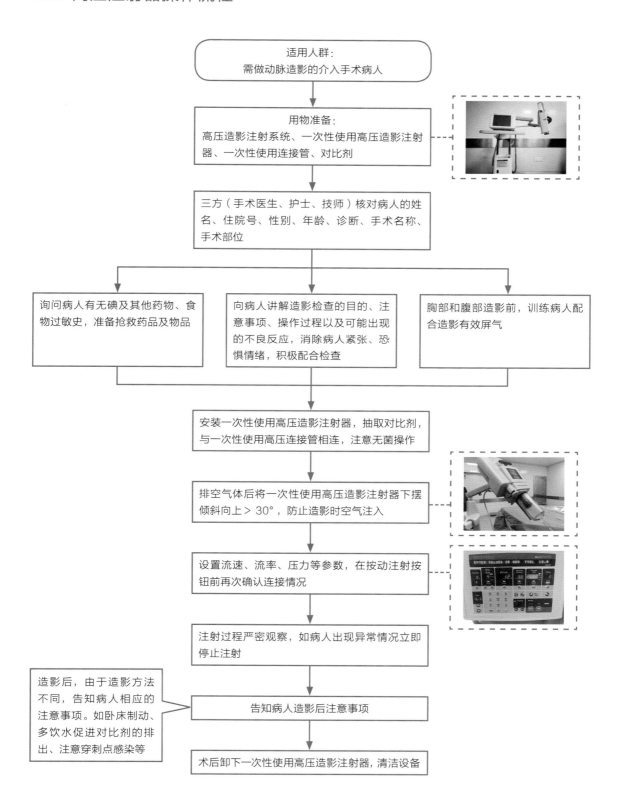

适用人群：
需做动脉造影的介入手术病人

↓

用物准备：
高压造影注射系统、一次性使用高压造影注射器、一次性使用连接管、对比剂

↓

三方（手术医生、护士、技师）核对病人的姓名、住院号、性别、年龄、诊断、手术名称、手术部位

↓

| 询问病人有无碘及其他药物、食物过敏史，准备抢救药品及物品 | 向病人讲解造影检查的目的、注意事项、操作过程以及可能出现的不良反应，消除病人紧张、恐惧情绪，积极配合检查 | 胸部和腹部造影前，训练病人配合造影有效屏气 |

↓

安装一次性使用高压造影注射器，抽取对比剂，与一次性使用高压连接管相连，注意无菌操作

↓

排空气体后将一次性使用高压造影注射器下摆倾斜向上 > 30°，防止造影时空气注入

↓

设置流速、流率、压力等参数，在按动注射按钮前再次确认连接情况

↓

注射过程严密观察，如病人出现异常情况立即停止注射

↓

造影后，由于造影方法不同，告知病人相应的注意事项。如卧床制动、多饮水促进对比剂的排出、注意穿刺点感染等 ← 告知病人造影后注意事项

↓

术后卸下一次性使用高压造影注射器，清洁设备

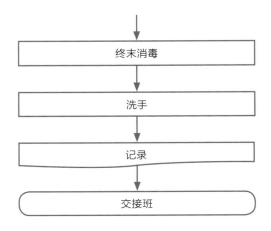

终末消毒

洗手

记录

交接班

（胡林婕）

23. 术中放射防护技术操作流程

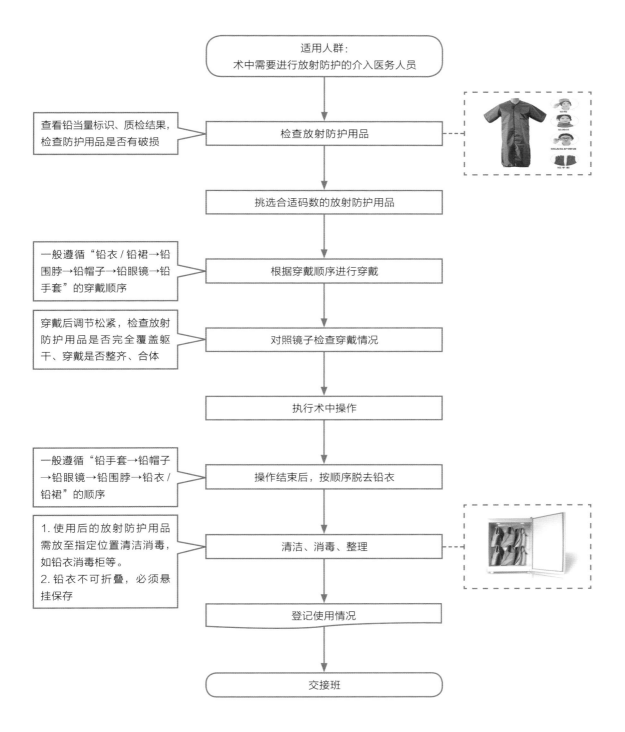

适用人群：
术中需要进行放射防护的介入医务人员

↓

查看铅当量标识、质检结果，检查防护用品是否有破损 ── 检查放射防护用品

↓

挑选合适码数的放射防护用品

↓

一般遵循"铅衣／铅裙→铅围脖→铅帽子→铅眼镜→铅手套"的穿戴顺序 ── 根据穿戴顺序进行穿戴

↓

穿戴后调节松紧，检查放射防护用品是否完全覆盖躯干、穿戴是否整齐、合体 ── 对照镜子检查穿戴情况

↓

执行术中操作

↓

一般遵循"铅手套→铅帽子→铅眼镜→铅围脖→铅衣／铅裙"的顺序 ── 操作结束后，按顺序脱去铅衣

↓

1. 使用后的放射防护用品需放至指定位置清洁消毒，如铅衣消毒柜等。
2. 铅衣不可折叠，必须悬挂保存 ── 清洁、消毒、整理

↓

登记使用情况

↓

交接班

（韩晓玲）

第三章
心血管介入护理技术操作

24. PCI 术后急性闭塞护理操作流程

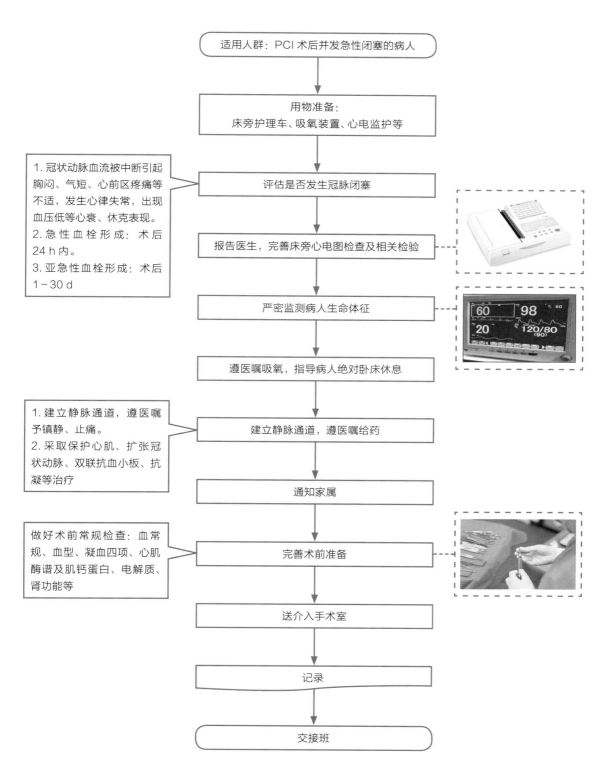

适用人群：PCI 术后并发急性闭塞的病人

用物准备：
床旁护理车、吸氧装置、心电监护等

1. 冠状动脉血流被中断引起胸闷、气短、心前区疼痛等不适，发生心律失常，出现血压低等心衰、休克表现。
2. 急性血栓形成：术后24 h 内。
3. 亚急性血栓形成：术后1~30 d

评估是否发生冠脉闭塞

报告医生，完善床旁心电图检查及相关检验

严密监测病人生命体征

遵医嘱吸氧，指导病人绝对卧床休息

1. 建立静脉通道，遵医嘱予镇静、止痛。
2. 采取保护心肌、扩张冠状动脉、双联抗血小板、抗凝等治疗

建立静脉通道，遵医嘱给药

通知家属

做好术前常规检查：血常规、血型、凝血四项、心肌酶谱及肌钙蛋白、电解质、肾功能等

完善术前准备

送介入手术室

记录

交接班

（韩晓玲）

25. 中心静脉压力监测技术操作流程

适用人群：
需要监测中心静脉压的病人

↓

用物准备：
床旁护理车、无菌治疗巾，75% 酒精、安尔碘、棉签、250 ml 生理盐水、加压装置、压力传感器、压力监测模块及导线

↓

自我介绍，核对病人信息

↓

解释目的、方法及意义

↓

评估中心静脉管路固定的情况

↓

病人取平卧位，连接管路 ── 深静脉置管外露部分下垫无菌治疗巾，正确封管防止管路回血；将测压管道系统与加压装置相连接并加压（压力为 300 mmHg）；将测压管道与深静脉主腔连接紧密，同时连接压力监测导线

↓

方波试验，判断管路是否通畅 ── 方波试验：
1. 快速挤压或牵拉压力传感器上的接头一次，启动冲刷装置对压力监测系统进行快速冲洗。
2. 观察床旁监护仪上的压力波形及波后的震荡数量，两次震荡之间的距离，波形返回基线的轨迹。
3. 若压力波形具有一个锐利的垂直升支，随后是一个垂直的降支，即形成方形波形，在快速返回基线之前有一或两个震荡，说明波形充分衰减，所测数据较为准确

↓

调整传感器位置，
将压力传感器置于与心房同一水平

↓

旋转三通"off"指向压力传感器相反方向，使三通的鲁尔接头帽与大气相通，另一位护士协助校准压力零点

↓

旋转三通至起始位置，读数，洗手

↓

记录

↓

交接班

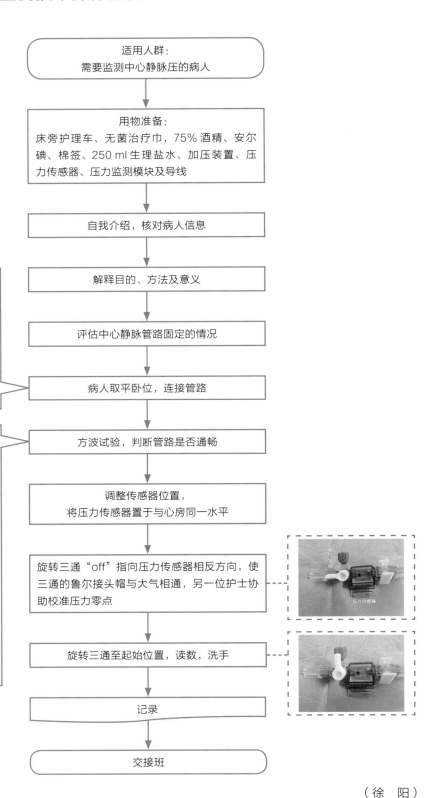

（徐　阳）

26. 有创动脉压力监测技术操作流程

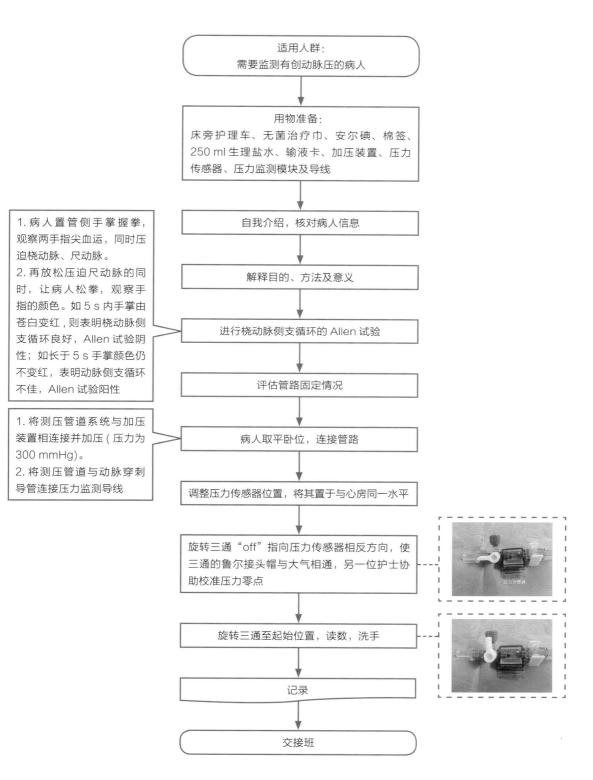

适用人群：
需要监测有创动脉压的病人

用物准备：
床旁护理车、无菌治疗巾、安尔碘、棉签、250 ml 生理盐水、输液卡、加压装置、压力传感器、压力监测模块及导线

自我介绍，核对病人信息

解释目的、方法及意义

1. 病人置管侧手掌握拳，观察两手指尖血运，同时压迫桡动脉、尺动脉。
2. 再放松压迫尺动脉的同时，让病人松拳，观察手指的颜色。如 5 s 内手掌由苍白变红，则表明桡动脉侧支循环良好，Allen 试验阴性；如长于 5 s 手掌颜色仍不变红，表明动脉侧支循环不佳，Allen 试验阳性

进行桡动脉侧支循环的 Allen 试验

评估管路固定情况

1. 将测压管道系统与加压装置相连接并加压（压力为 300 mmHg）。
2. 将测压管道与动脉穿刺导管连接压力监测导线

病人取平卧位，连接管路

调整压力传感器位置，将其置于与心房同一水平

旋转三通"off"指向压力传感器相反方向，使三通的鲁尔接头帽与大气相通，另一位护士协助校准压力零点

旋转三通至起始位置，读数，洗手

记录

交接班

（徐　阳）

27. 临时起搏器配合操作流程

适用人群：窦性心动过缓、完全性房室传导阻滞、左束支阻滞加 P-R 延长或三束支阻滞将要接受全麻及大手术等病人

↓

用物准备：
无菌操作台、动脉鞘、临时起搏电极、临时起搏器

↓

核对病人信息

↓

向病人做好宣教，取得病人配合，协助病人上导管床，摆放手术体位，注意保暖，保护隐私

↓

铺无菌手术台，协助医生手术消毒、铺巾，局部麻醉

↓

递送术中所需耗材于手术台上：动脉鞘、临时起搏电极等

↓

调节心率和输出电压：
心率：30~200 次 /min；
输出电压：0.1~10 V；
脉宽：开机 1.5 ms；
感知灵敏度：0.5~20.0 mV；
非同步（无感知），感知灵敏度可增至 1 mV 以下 ─── 测试前准备 ───

↓

测试时严密监测心率、心律、呼吸、血压等变化 ─── 接上起搏分析仪电缆线，进行测试：先测感知灵敏度，后测起搏阈值

↓

测试成功后，不关闭电源，将分析仪搁置在病人脚边

↓

撤台前要再次确认感知灵敏度、起搏功能良好。手术结束后，协助医生包扎伤口，协助病人移至平车

↓

整理用物、洗手

↓

记录

↓

与病房护士交接，安全送病人返回病房

（曹宏霞）

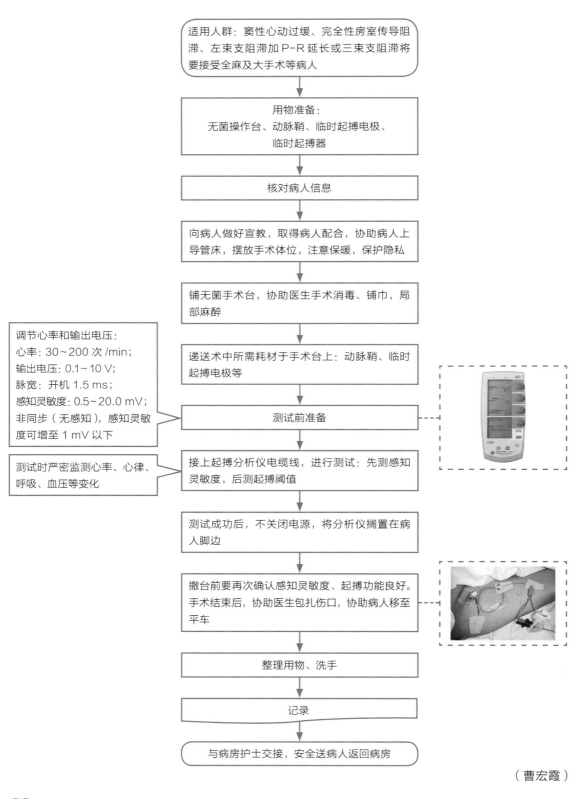

28. 旋磨术配合操作流程

适用人群：球囊无法扩张的病变、不适合直接植入支架的病变、支架内再狭窄病变、分叉病变、静脉桥吻合处狭窄病变等病人

1. 冲刷液：生理盐水 500 ml+肝素 2 500~5 000 U+硝酸甘油 1~5 mg。
2. 旋磨所需的一次性介入耗材：除常规的 PCI 所需的耗材外还需准备磨头导丝、旋磨头、推进器、磨头导管、微导管、动脉鞘、临时起搏电极

用物准备：
无菌操作台、冲刷液、旋磨设备、旋磨所需的一次性介入耗材

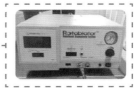

核对病人信息

向病人做好宣教，取得病人配合，摆放手术体位，心电血压监护，吸氧，检查输液是否通畅

铺无菌手术台，协助医生手术消毒，铺巾，局部麻醉

递送术中所需耗材于手术台上

连接管路并开启旋磨仪电源，开机后检查设备是否处于完好状态

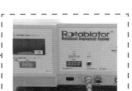

辅助术者连接旋磨推进器，遵医嘱调节旋磨转速并用旋磨仪计时器记录手术时间

术中主要并发症：
1. 冠状动脉痉挛。
2. 无复流/慢血流。
3. 冠状动脉穿孔。
4. 冠状动脉夹层。
5. 心动过缓低血压

术中密切观察病人心率、血压、意识状态变化，防止并发症发生

术毕，妥善包扎切口，协助病人安全过床，观察病人神志、切口、足背动脉搏动、液路等情况

整理用物、洗手

记录

与病房护士交接，安全送病人返回病房

（曹宏霞）

29. 血管内超声配合操作流程

适用人群：冠状动脉造影不能明确诊断的，需明确病变形态和斑块性质，评价病变长度，明确支架的选择和放置等病人

用物准备：
无菌操作台、超声导管，配套无菌塑料罩，连接除颤器监护

核对病人信息

肝素：一般按 100~120 U/kg 用量给药，如有出血病史、高龄、高体重者酌情调整

向病人做好宣教，取得病人配合，摆放手术体位，心电血压监护，吸氧，检查输液是否通畅，全身肝素化

铺无菌手术台，协助医生手术消毒，铺巾，局部麻醉

递送术中所需耗材于手术台上

连接管路并开启血管内超声电源，开机后检查设备是否处于完好状态

术中主要并发症：
冠状动脉夹层、急性闭塞、冠脉穿孔 等严重并发症

术中做好心电监护和压力监测，密切观察病人心率、血压、意识状态变化，防止并发症发生

同步记录：按超声机器上的记录键，开始记录，获得实时超声图像

术毕，妥善包扎切口，协助病人安全过床，观察病人神志、切口、输液管路等情况

整理用物、洗手

记录

与病房护士交接，安全送病人返回病房

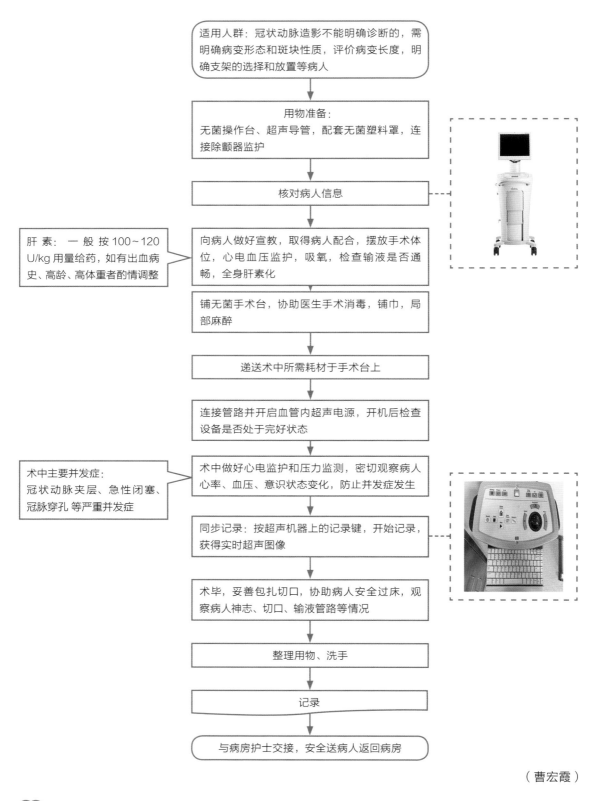

（曹宏霞）

30. IABP 配合操作流程

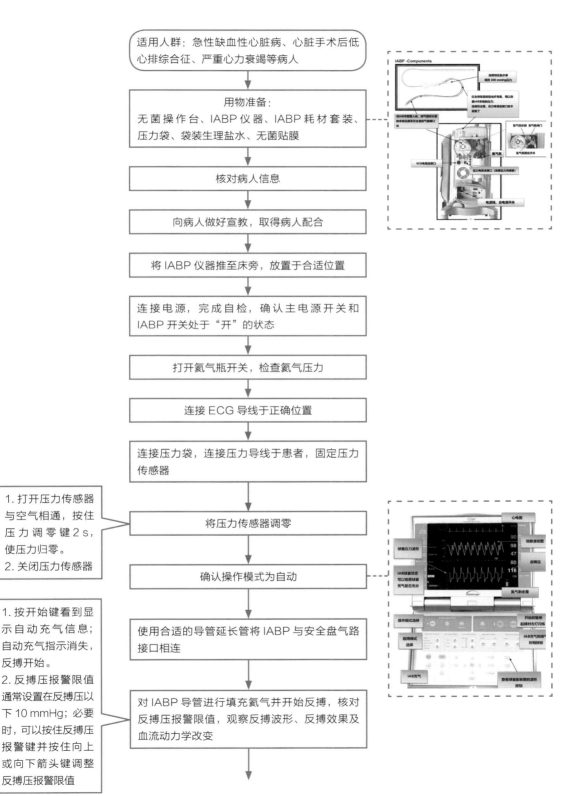

适用人群：急性缺血性心脏病、心脏手术后低心排综合征、严重心力衰竭等病人

↓

用物准备：
无菌操作台、IABP 仪器、IABP 耗材套装、压力袋、袋装生理盐水、无菌贴膜

↓

核对病人信息

↓

向病人做好宣教，取得病人配合

↓

将 IABP 仪器推至床旁，放置于合适位置

↓

连接电源，完成自检，确认主电源开关和 IABP 开关处于"开"的状态

↓

打开氦气瓶开关，检查氦气压力

↓

连接 ECG 导线于正确位置

↓

连接压力袋，连接压力导线于患者，固定压力传感器

↓

将压力传感器调零
— 1. 打开压力传感器与空气相通，按住压力调零键 2 s，使压力归零。
2. 关闭压力传感器

↓

确认操作模式为自动

↓

使用合适的导管延长管将 IABP 与安全盘气路接口相连

↓

对 IABP 导管进行填充氦气并开始反搏，核对反搏压报警限值，观察反搏波形、反搏效果及血流动力学改变
— 1. 按开始键看到显示自动充气信息；自动充气指示消失，反搏开始。
2. 反搏压报警限值通常设置在反搏压以下 10 mmHg；必要时，可以按住反搏压报警键并按住向上或向下箭头键调整反搏压报警限值

↓

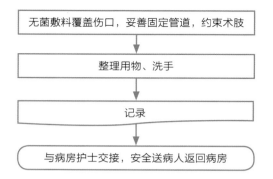

无菌敷料覆盖伤口，妥善固定管道，约束术肢

↓

整理用物、洗手

↓

记录

↓

与病房护士交接，安全送病人返回病房

（曹宏霞）

第四章
大血管、外周血管介入护理技术操作

31. 肿胀肢体周径测量技术操作流程

适用人群：肢体肿胀病人

用物准备：
床旁护理车、手消毒液、皮尺、
记录本、记号笔

自我介绍，核对病人信息

向病人解释测量肢体周径的目的、方法及重要
性，以取得病人的理解和配合

1. 上肢：拉起衣袖，必要
时脱去患侧衣袖。
2. 下肢：两腿自然伸直勿
用力，褪下裤腿。
3. 注意保暖和保护隐私

拉隔帘，协助病人平卧
观察患肢皮肤颜色、温度及足背动脉搏动情况

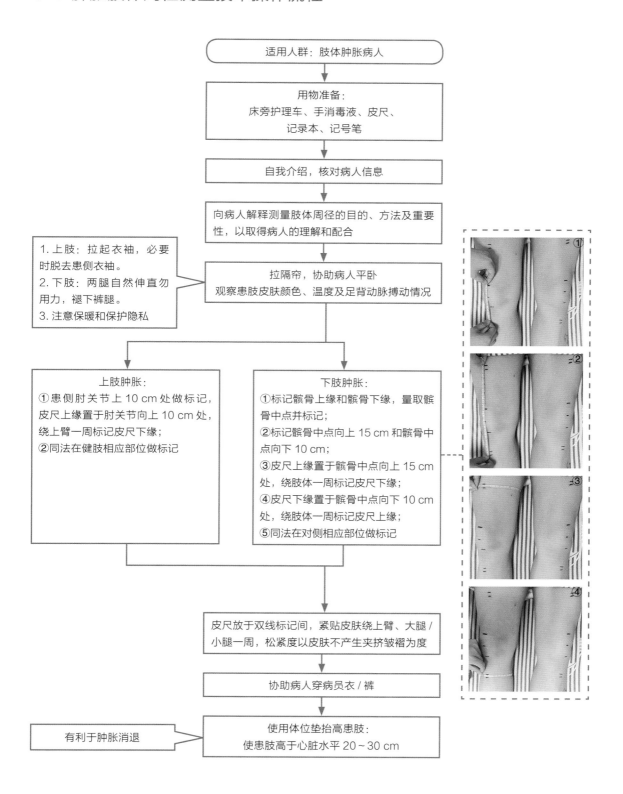

上肢肿胀：
①患侧肘关节上 10 cm 处做标记，
皮尺上缘置于肘关节向上 10 cm 处，
绕上臂一周标记皮尺下缘；
②同法在健肢相应部位做标记

下肢肿胀：
①标记髌骨上缘和髌骨下缘，量取髌
骨中点并标记；
②标记髌骨中点向上 15 cm 和髌骨中
点向下 10 cm；
③皮尺上缘置于髌骨中点向上 15 cm
处，绕肢体一周标记皮尺下缘；
④皮尺下缘置于髌骨中点向下 10 cm
处，绕肢体一周标记皮尺上缘；
⑤同法在对侧相应部位做标记

皮尺放于双线标记间，紧贴皮肤绕上臂、大腿 /
小腿一周，松紧度以皮肤不产生夹挤皱褶为度

协助病人穿病员衣 / 裤

有利于肿胀消退

使用体位垫抬高患肢：
使患肢高于心脏水平 20 ~ 30 cm

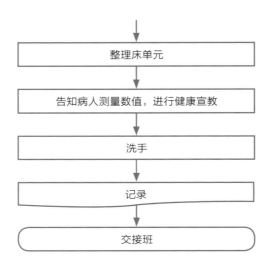

整理床单元

告知病人测量数值，进行健康宣教

洗手

记录

交接班

注意事项：

（1）首次测量需同时测量病人患肢和健肢周径，以做对比观察，便于判断肢体肿胀程度；后续重点关注患肢周径变化并记录。

（2）定皮尺、定部位、定时间测量，用记号笔画出皮尺宽度的双线标记，便于固定皮尺摆放位置，严格按照标记位置测量。

（薛幼华）

32. 经动脉导管溶栓泵药的护理操作流程

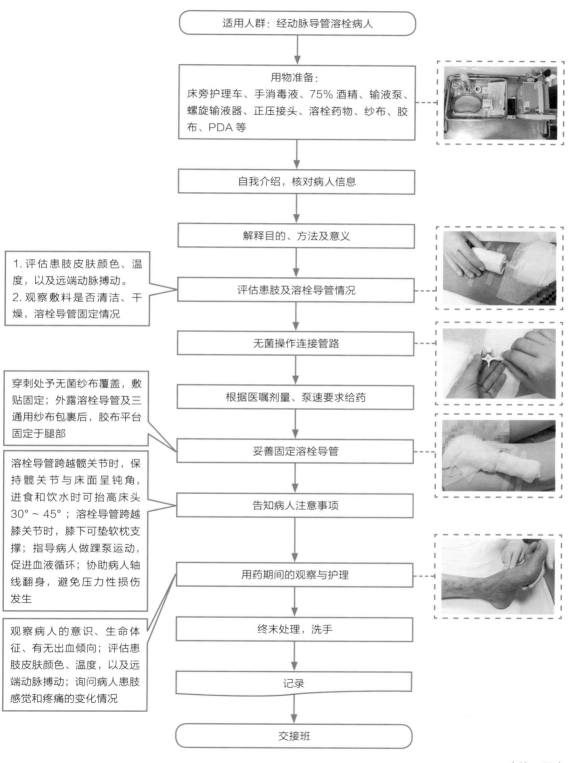

适用人群：经动脉导管溶栓病人

用物准备：
床旁护理车、手消毒液、75% 酒精、输液泵、螺旋输液器、正压接头、溶栓药物、纱布、胶布、PDA 等

自我介绍，核对病人信息

解释目的、方法及意义

1. 评估患肢皮肤颜色、温度，以及远端动脉搏动。
2. 观察敷料是否清洁、干燥，溶栓导管固定情况

评估患肢及溶栓导管情况

无菌操作连接管路

穿刺处予无菌纱布覆盖，敷贴固定；外露溶栓导管及三通用纱布包裹后，胶布平台固定于腿部

根据医嘱剂量、泵速要求给药

妥善固定溶栓导管

溶栓导管跨越髋关节时，保持髋关节与床面呈钝角，进食和饮水时可抬高床头 30°~45°；溶栓导管跨越膝关节时，膝下可垫软枕支撑；指导病人做踝泵运动，促进血液循环；协助病人轴线翻身，避免压力性损伤发生

告知病人注意事项

用药期间的观察与护理

观察病人的意识、生命体征、有无出血倾向；评估患肢皮肤颜色、温度，以及远端动脉搏动；询问病人患肢感觉和疼痛的变化情况

终末处理，洗手

记录

交接班

（徐　阳）

33. 经足背静脉溶栓泵药护理技术操作流程

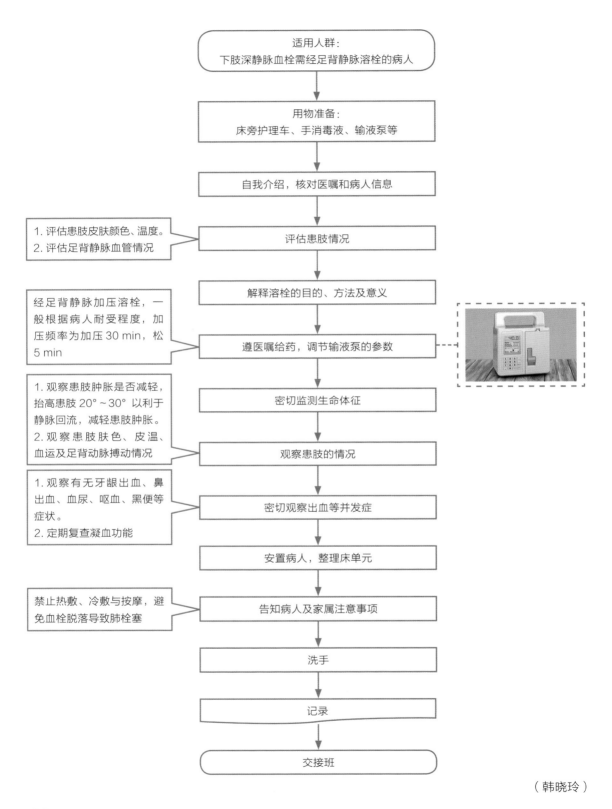

适用人群：
下肢深静脉血栓需经足背静脉溶栓的病人

↓

用物准备：
床旁护理车、手消毒液、输液泵等

↓

自我介绍，核对医嘱和病人信息

↓

评估患肢情况
- 1. 评估患肢皮肤颜色、温度。
- 2. 评估足背静脉血管情况

↓

解释溶栓的目的、方法及意义

↓

遵医嘱给药，调节输液泵的参数
- 经足背静脉加压溶栓，一般根据病人耐受程度，加压频率为加压 30 min，松 5 min

↓

密切监测生命体征

↓

观察患肢的情况
- 1. 观察患肢肿胀是否减轻，抬高患肢 20°～30° 以利于静脉回流，减轻患肢肿胀。
- 2. 观察患肢肤色、皮温、血运及足背动脉搏动情况

↓

密切观察出血等并发症
- 1. 观察有无牙龈出血、鼻出血、血尿、呕血、黑便等症状。
- 2. 定期复查凝血功能

↓

安置病人，整理床单元

↓

告知病人及家属注意事项
- 禁止热敷、冷敷与按摩，避免血栓脱落导致肺栓塞

↓

洗手

↓

记录

↓

交接班

（韩晓玲）

34. 经静脉导管溶栓泵药护理技术操作流程

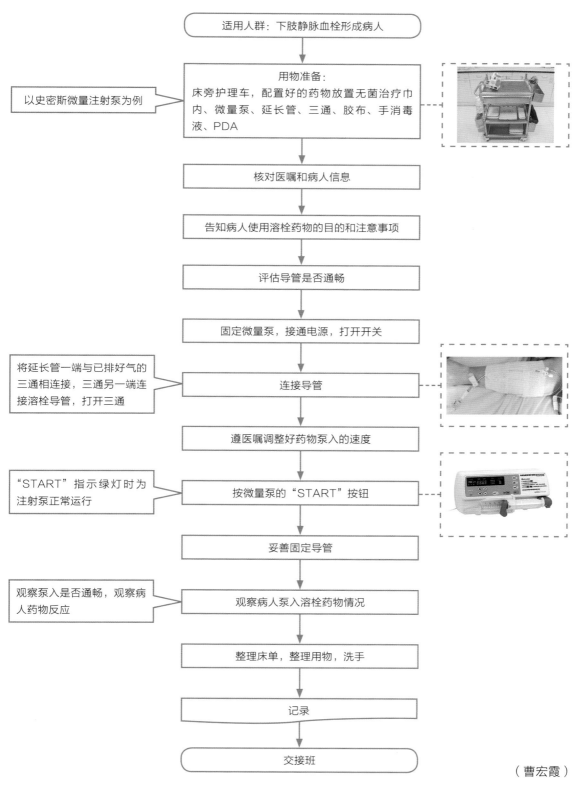

适用人群：下肢静脉血栓形成病人

以史密斯微量注射泵为例 —— 用物准备：
床旁护理车，配置好的药物放置无菌治疗巾内、微量泵、延长管、三通、胶布、手消毒液、PDA

核对医嘱和病人信息

告知病人使用溶栓药物的目的和注意事项

评估导管是否通畅

固定微量泵，接通电源，打开开关

将延长管一端与已排好气的三通相连接，三通另一端连接溶栓导管，打开三通 —— 连接导管

遵医嘱调整好药物泵入的速度

"START"指示绿灯时为注射泵正常运行 —— 按微量泵的"START"按钮

妥善固定导管

观察泵入是否通畅，观察病人药物反应 —— 观察病人泵入溶栓药物情况

整理床单，整理用物，洗手

记录

交接班

（曹宏霞）

35. 经静脉溶栓导 / 鞘管护理技术操作流程

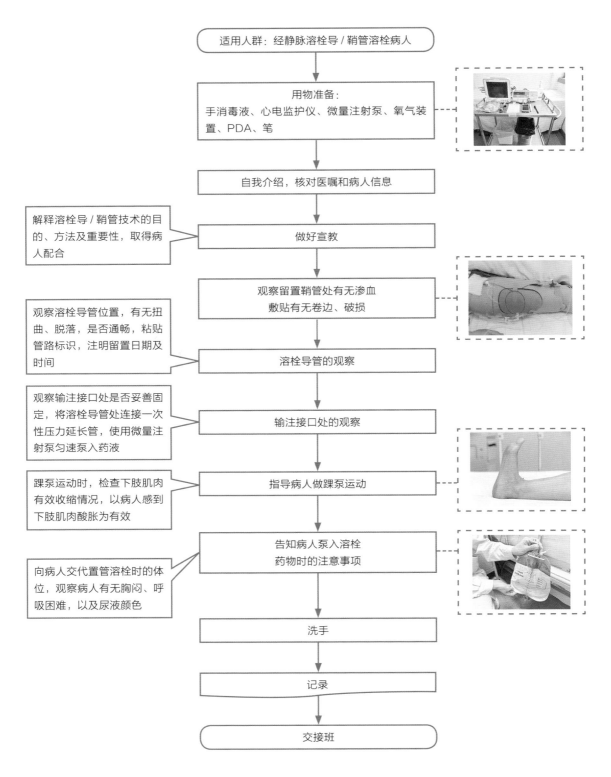

适用人群：经静脉溶栓导 / 鞘管溶栓病人

用物准备：
手消毒液、心电监护仪、微量注射泵、氧气装置、PDA、笔

自我介绍，核对医嘱和病人信息

解释溶栓导 / 鞘管技术的目的、方法及重要性，取得病人配合 → 做好宣教

观察留置鞘管处有无渗血
敷贴有无卷边、破损

观察溶栓导管位置，有无扭曲、脱落，是否通畅，粘贴管路标识，注明留置日期及时间 → 溶栓导管的观察

观察输注接口处是否妥善固定，将溶栓导管处连接一次性压力延长管，使用微量注射泵匀速泵入药液 → 输注接口处的观察

踝泵运动时，检查下肢肌肉有效收缩情况，以病人感到下肢肌肉酸胀为有效 → 指导病人做踝泵运动

向病人交代置管溶栓时的体位，观察病人有无胸闷、呼吸困难，以及尿液颜色 → 告知病人泵入溶栓药物时的注意事项

洗手

记录

交接班

（冯英璞）

36. 踝泵运动功能锻炼技术操作流程

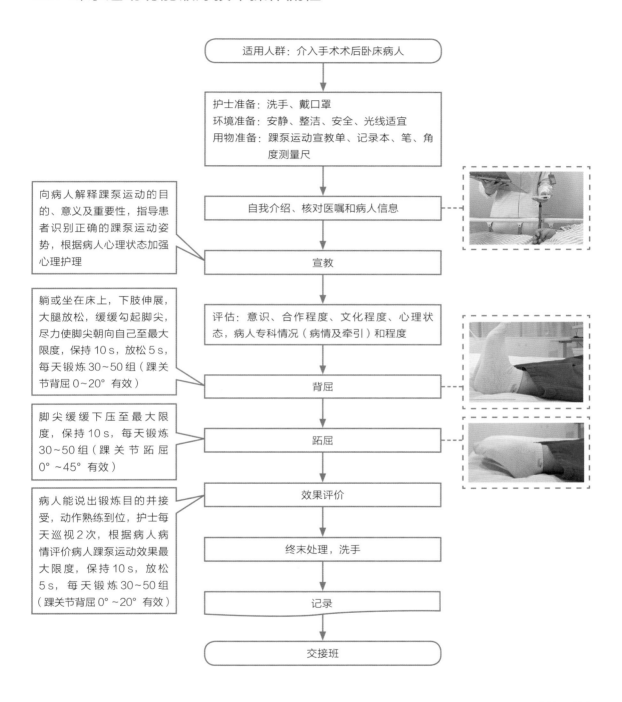

适用人群: 介入手术术后卧床病人

护士准备: 洗手、戴口罩
环境准备: 安静、整洁、安全、光线适宜
用物准备: 踝泵运动宣教单、记录本、笔、角
度测量尺

向病人解释踝泵运动的目
的、意义及重要性, 指导患
者识别正确的踝泵运动姿
势, 根据病人心理状态加强
心理护理

自我介绍、核对医嘱和病人信息

宣教

躺或坐在床上, 下肢伸展,
大腿放松, 缓缓勾起脚尖,
尽力使脚尖朝向自己至最大
限度, 保持10s, 放松5s,
每天锻炼30~50组(踝关
节背屈0~20°有效)

评估: 意识、合作程度、文化程度、心理状
态, 病人专科情况(病情及牵引)和程度

背屈

脚尖缓缓下压至最大限
度, 保持10s, 每天锻炼
30~50组(踝关节跖屈
0°~45°有效)

跖屈

效果评价

病人能说出锻炼目的并接
受, 动作熟练到位, 护士每
天巡视2次, 根据病人病
情评价病人踝泵运动效果最
大限度, 保持10s, 放松
5s, 每天锻炼30~50组
(踝关节背屈0°~20°有效)

终末处理, 洗手

记录

交接班

(徐 萍)

37. 股四头肌运动功能锻炼技术操作流程

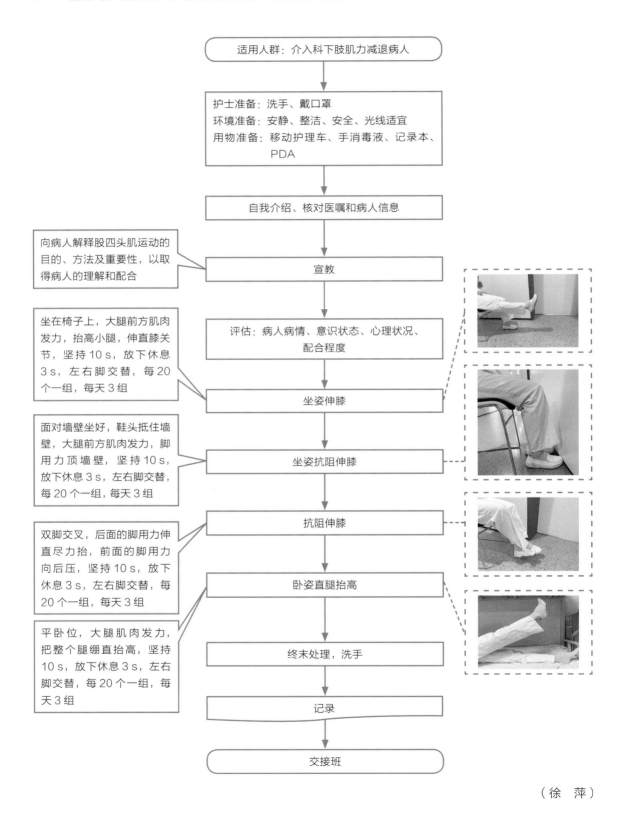

适用人群：介入科下肢肌力减退病人

护士准备：洗手、戴口罩
环境准备：安静、整洁、安全、光线适宜
用物准备：移动护理车、手消毒液、记录本、
　　　　　PDA

自我介绍、核对医嘱和病人信息

向病人解释股四头肌运动的
目的、方法及重要性，以取
得病人的理解和配合

宣教

坐在椅子上，大腿前方肌肉
发力，抬高小腿，伸直膝关
节，坚持10 s，放下休息
3 s，左右脚交替，每20
个一组，每天3组

评估：病人病情、意识状态、心理状况、
配合程度

坐姿伸膝

面对墙壁坐好，鞋头抵住墙
壁，大腿前方肌肉发力，脚
用力顶墙壁，坚持10 s，
放下休息3 s，左右脚交替，
每20个一组，每天3组

坐姿抗阻伸膝

双脚交叉，后面的脚用力伸
直尽力抬，前面的脚用力
向后压，坚持10 s，放下
休息3 s，左右脚交替，每
20个一组，每天3组

抗阻伸膝

卧姿直腿抬高

平卧位，大腿肌肉发力，
把整个腿绷直抬高，坚持
10 s，放下休息3 s，左右
脚交替，每20个一组，每
天3组

终末处理，洗手

记录

交接班

（徐　萍）

38. 梯度压力袜技术操作流程

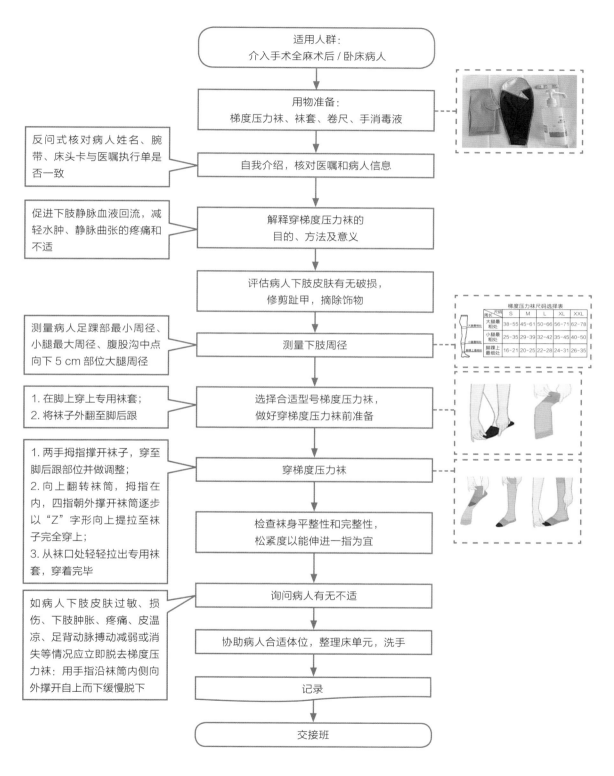

适用人群：
介入手术全麻术后 / 卧床病人

↓

用物准备：
梯度压力袜、袜套、卷尺、手消毒液

反问式核对病人姓名、腕带、床头卡与医嘱执行单是否一致 →
自我介绍，核对医嘱和病人信息

↓

促进下肢静脉血液回流，减轻水肿、静脉曲张的疼痛和不适 →
解释穿梯度压力袜的目的、方法及意义

↓

评估病人下肢皮肤有无破损，修剪趾甲，摘除饰物

↓

测量病人足踝部最小周径、小腿最大周径、腹股沟中点向下 5 cm 部位大腿周径 →
测量下肢周径

梯度压力袜尺码选择表					
周长 \ 尺码	S	M	L	XL	XXL
大腿最粗处	38-55	45-61	50-66	56-71	62-78
小腿最粗处	25-35	29-39	32-42	35-45	40-50
脚踝上最细处	16-21	20-25	22-28	24-31	26-35

↓

1. 在脚上穿上专用袜套；
2. 将袜子外翻至脚后跟 →
选择合适型号梯度压力袜，做好穿梯度压力袜前准备

↓

1. 两手拇指撑开袜子，穿至脚后跟部位并做调整；
2. 向上翻转袜筒，拇指在内，四指朝外撑开袜筒逐步以"Z"字形向上提拉至袜子完全穿上；
3. 从袜口处轻轻拉出专用袜套，穿着完毕 →
穿梯度压力袜

↓

检查袜身平整性和完整性，松紧度以能伸进一指为宜

↓

如病人下肢皮肤过敏、损伤、下肢肿胀、疼痛、皮温凉、足背动脉搏动减弱或消失等情况应立即脱去梯度压力袜：用手指沿袜筒内侧向外撑开自上而下缓慢脱下 →
询问病人有无不适

↓

协助病人合适体位，整理床单元，洗手

↓

记录

↓

交接班

（冯英璞）

39. 抗血栓压力泵技术操作流程

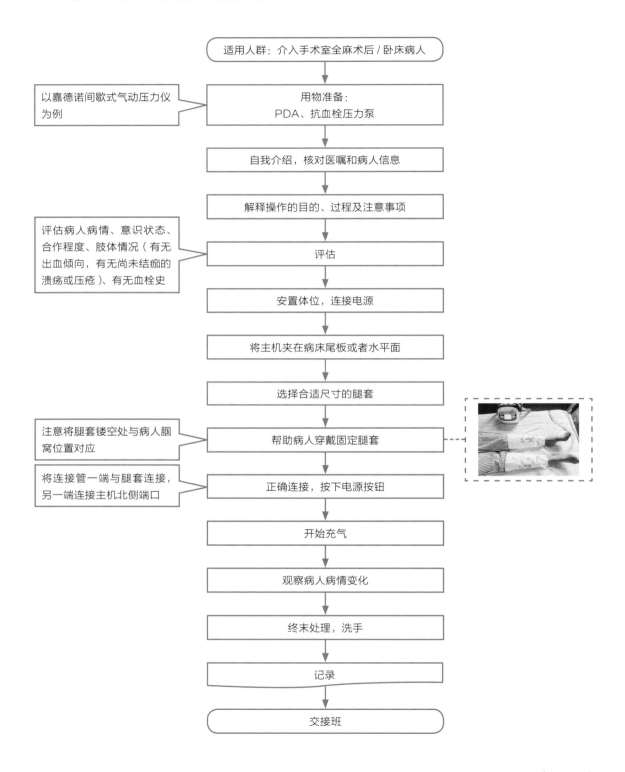

```
                        ┌────────────────────────────────────┐
                        │ 适用人群：介入手术室全麻术后 / 卧床病人 │
                        └────────────────────────────────────┘
                                        │
┌──────────────────┐      ┌────────────────────────────────────┐
│ 以嘉德诺间歇式气动压力仪 │──────│           用物准备：           │
│ 为例             │      │      PDA、抗血栓压力泵          │
└──────────────────┘      └────────────────────────────────────┘
                                        │
                          ┌────────────────────────────────────┐
                          │      自我介绍，核对医嘱和病人信息      │
                          └────────────────────────────────────┘
                                        │
                          ┌────────────────────────────────────┐
                          │      解释操作的目的、过程及注意事项      │
                          └────────────────────────────────────┘
                                        │
┌──────────────────┐      ┌────────────────────────────────────┐
│ 评估病人病情、意识状态、 │      │                                    │
│ 合作程度、肢体情况（有无 │──────│              评估                  │
│ 出血倾向，有无尚未结痂的 │      │                                    │
│ 溃疡或压疮）、有无血栓史 │      └────────────────────────────────────┘
└──────────────────┘                    │
                          ┌────────────────────────────────────┐
                          │          安置体位，连接电源          │
                          └────────────────────────────────────┘
                                        │
                          ┌────────────────────────────────────┐
                          │      将主机夹在病床尾板或者水平面      │
                          └────────────────────────────────────┘
                                        │
                          ┌────────────────────────────────────┐
                          │          选择合适尺寸的腿套          │
                          └────────────────────────────────────┘
                                        │
┌──────────────────┐      ┌────────────────────────────────────┐
│ 注意将腿套镂空处与病人腘 │──────│          帮助病人穿戴固定腿套          │- - -
│ 窝位置对应        │      └────────────────────────────────────┘
└──────────────────┘                    │
┌──────────────────┐      ┌────────────────────────────────────┐
│ 将连接管一端与腿套连接， │──────│        正确连接，按下电源按钮        │
│ 另一端连接主机北侧端口 │      └────────────────────────────────────┘
└──────────────────┘                    │
                          ┌────────────────────────────────────┐
                          │              开始充气              │
                          └────────────────────────────────────┘
                                        │
                          ┌────────────────────────────────────┐
                          │          观察病人病情变化          │
                          └────────────────────────────────────┘
                                        │
                          ┌────────────────────────────────────┐
                          │          终末处理，洗手          │
                          └────────────────────────────────────┘
                                        │
                          ┌────────────────────────────────────┐
                          │              记录                  │
                          └────────────────────────────────────┘
                                        │
                          ┌────────────────────────────────────┐
                          │              交接班                │
                          └────────────────────────────────────┘
```

（徐　寅）

第五章
脑血管介入护理技术操作

40. 瞳孔对光反射试验技术操作流程

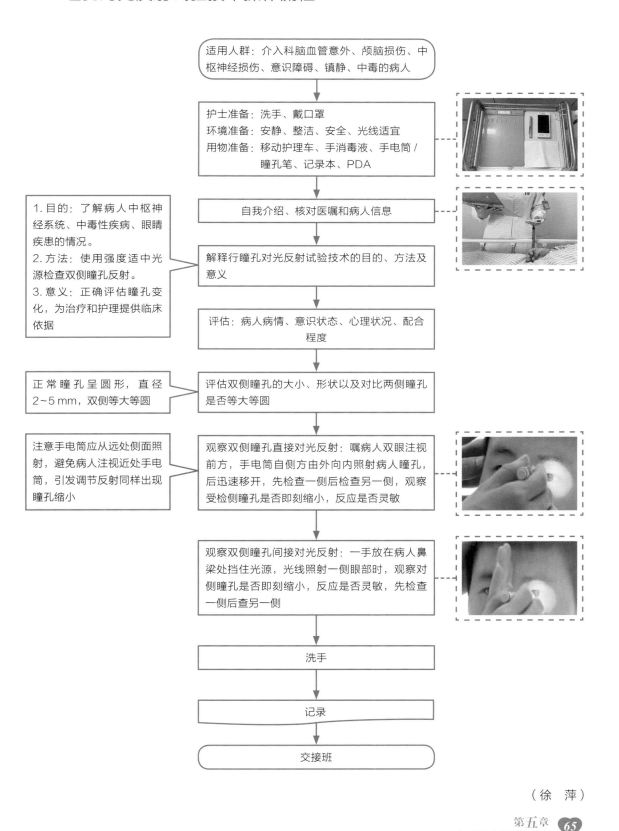

适用人群：介入科脑血管意外、颅脑损伤、中枢神经损伤、意识障碍、镇静、中毒的病人

护士准备：洗手、戴口罩
环境准备：安静、整洁、安全、光线适宜
用物准备：移动护理车、手消毒液、手电筒 /
瞳孔笔、记录本、PDA

自我介绍、核对医嘱和病人信息

1. 目的：了解病人中枢神经系统、中毒性疾病、眼睛疾患的情况。
2. 方法：使用强度适中光源检查双侧瞳孔反射。
3. 意义：正确评估瞳孔变化，为治疗和护理提供临床依据

解释行瞳孔对光反射试验技术的目的、方法及意义

评估：病人病情、意识状态、心理状况、配合程度

正常瞳孔呈圆形，直径2~5 mm，双侧等大等圆

评估双侧瞳孔的大小、形状以及对比两侧瞳孔是否等大等圆

注意手电筒应从远处侧面照射，避免病人注视近处手电筒，引发调节反射同样出现瞳孔缩小

观察双侧瞳孔直接对光反射：嘱病人双眼注视前方，手电筒自侧方由外向内照射病人瞳孔，后迅速移开，先检查一侧后检查另一侧，观察受检侧瞳孔是否即刻缩小，反应是否灵敏

观察双侧瞳孔间接对光反射：一手放在病人鼻梁处挡住光源，光线照射一侧眼部时，观察对侧瞳孔是否即刻缩小，反应是否灵敏，先检查一侧后查另一侧

洗手

记录

交接班

（徐　萍）

41. 肌力评估技术操作流程

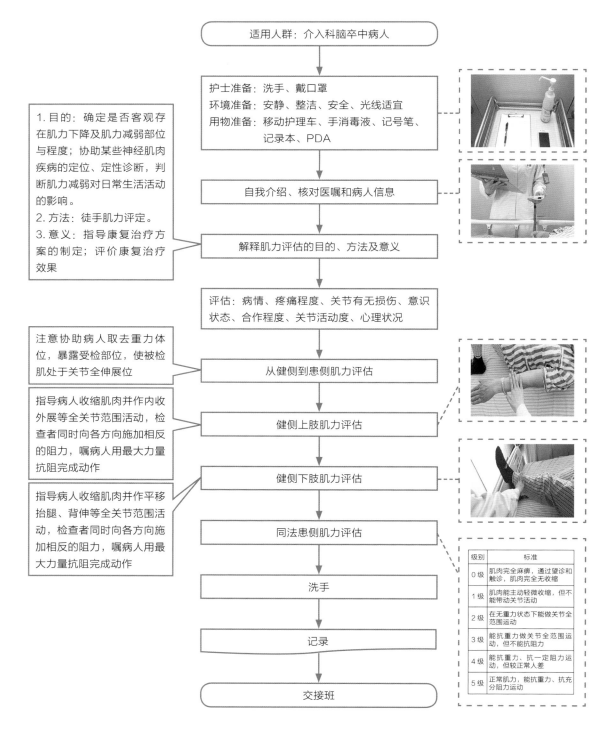

适用人群：介入科脑卒中病人

护士准备：洗手、戴口罩
环境准备：安静、整洁、安全、光线适宜
用物准备：移动护理车、手消毒液、记号笔、记录本、PDA

1.目的：确定是否客观存在肌力下降及肌力减弱部位与程度；协助某些神经肌肉疾病的定位、定性诊断，判断肌力减弱对日常生活活动的影响。
2.方法：徒手肌力评定。
3.意义：指导康复治疗方案的制定；评价康复治疗效果

自我介绍、核对医嘱和病人信息

解释肌力评估的目的、方法及意义

评估：病情、疼痛程度、关节有无损伤、意识状态、合作程度、关节活动度、心理状况

注意协助病人取去重力体位，暴露受检部位，使被检肌处于关节全伸展位

从健侧到患侧肌力评估

指导病人收缩肌肉并作内收外展等全关节范围活动，检查者同时向各方向施加相反的阻力，嘱病人用最大力量抗阻完成动作

健侧上肢肌力评估

健侧下肢肌力评估

指导病人收缩肌肉并作平移抬腿、背伸等全关节范围活动，检查者同时向各方向施加相反的阻力，嘱病人用最大力量抗阻完成动作

同法患侧肌力评估

洗手

记录

交接班

级别	标准
0级	肌肉完全麻痹，通过望诊和触诊，肌肉完全无收缩
1级	肌肉能主动轻微收缩，但不能带动关节活动
2级	在无重力状态下能做关节全范围运动
3级	能抗重力做关节全范围运动，但不能抗阻力
4级	能抗重力、抗一定阻力运动，但较正常人差
5级	正常肌力，能抗重力、抗充分阻力运动

（徐　萍）

42. 良肢位摆放技术操作流程

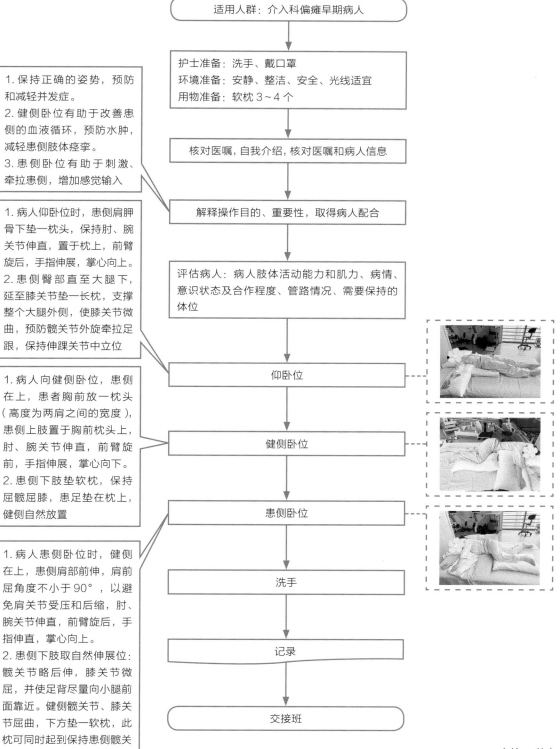

1. 保持正确的姿势，预防和减轻并发症。
2. 健侧卧位有助于改善患侧的血液循环，预防水肿，减轻患侧肢体痉挛。
3. 患侧卧位有助于刺激、牵拉患侧，增加感觉输入

1. 病人仰卧位时，患侧肩胛骨下垫一枕头，保持肘、腕关节伸直，置于枕上，前臂旋后，手指伸展，掌心向上。
2. 患侧臀部直至大腿下，延至膝关节垫一长枕，支撑整个大腿外侧，使膝关节微曲，预防髋关节外旋牵拉足跟，保持伸踝关节中立位

1. 病人向健侧卧位，患侧在上，患者胸前放一枕头（高度为两肩之间的宽度），患侧上肢置于胸前枕头上，肘、腕关节伸直，前臂旋前，手指伸展，掌心向下。
2. 患侧下肢垫软枕，保持屈髋屈膝，患足垫在枕上，健侧自然放置

1. 病人患侧卧位时，健侧在上，患侧肩部前伸，肩前屈角度不小于90°，以避免肩关节受压和后缩，肘、腕关节伸直，前臂旋后，手指伸直，掌心向上。
2. 患侧下肢取自然伸展位：髋关节略后伸，膝关节微屈，并使足背尽量向小腿前面靠近。健侧髋关节、膝关节屈曲，下方垫一软枕，此枕可同时起到保持患侧髋关节伸展的作用

适用人群：介入科偏瘫早期病人

护士准备：洗手、戴口罩
环境准备：安静、整洁、安全、光线适宜
用物准备：软枕 3~4 个

核对医嘱，自我介绍，核对医嘱和病人信息

解释操作目的、重要性，取得病人配合

评估病人：病人肢体活动能力和肌力、病情、意识状态及合作程度、管路情况、需要保持的体位

仰卧位

健侧卧位

患侧卧位

洗手

记录

交接班

（徐　萍）

43. 改良洼田饮水试验技术操作流程

适用人群：介入科脑卒中病人

护士准备：洗手、戴口罩
环境准备：安静、整洁、安全、光线适宜
用物准备：移动护理车、手消毒液、水、勺子、注射器、手电筒、纸巾、血氧饱和度监测仪、弯盘、计时器、吸痰装置（必要时）

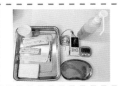

1. 目的：筛查病人有无吞咽功能障碍。
2. 方法：病人端坐，先进行试饮，然后再进行 30 ml 温开水测试，观察所需时间和呛咳情况。
3. 意义：确定病人吞咽相关风险因素；确定是否需要改变营养方式；为吞咽障碍进一步检查和治疗提供依据

自我介绍、核对医嘱和病人信息

解释行改良洼田饮水试验技术的目的、方法及意义

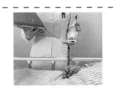

口腔评估：观察有无张口困难；检查口腔清洁度；必要时清理痰液及口腔分泌物；有义齿者安装义齿

评估：病人病情、意识状态、心理状况、配合程度、口腔清洁度

协助病人摆放体位，佩戴血氧饱和度监测仪

1. 协助病人取端坐位，指端佩戴血氧饱和度监测仪。
2. 不能直接取坐位者，通过调整床角度，借助枕头或软垫来达到合适体位（≥30°）

试饮方法：抽取 1 ml 水试饮，观察病人口腔内是否残留水及过多的唾液，令病人发"ɑ（阿）……"，听其发音有无异常以明确有无咽喉部残留，3 ml、5 ml 水试饮方法同上

评价标准：
1. 吞咽功能分级标准：
Ⅰ级：可一次喝完，无呛咳
Ⅱ级：分两次喝完，无呛咳
Ⅲ级：可一次喝完，但有呛咳
Ⅳ级：分两次以上喝完，且有呛咳
Ⅴ级：常常呛咳，难以全部喝完
2. 吞咽障碍诊断标准：
正常：吞咽功能Ⅰ级且在 5 s 内喝完
可疑：饮水喝完时间超过 5 s，分级在Ⅰ~Ⅱ级
异常：分级在Ⅲ~Ⅴ级

观察判断：监测病人测试前中后 SPO_2 变化情况，若 SPO_2 下降 3% 及以上，则立即停止测试，并鼓励病人咳嗽；观察病人喝下每勺水的情况，是否存在吞咽动作无力、咳嗽延迟

实验方法：试饮无问题，让病人按前面要求一口咽下 30 ml 水，观察有无呛咳；记录饮水时间、几次喝完

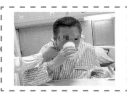

告知病人分级判断，健康教育

记录

交接班

（徐　萍）

44. 改良容积－黏度测试（VVST-CV）操作流程

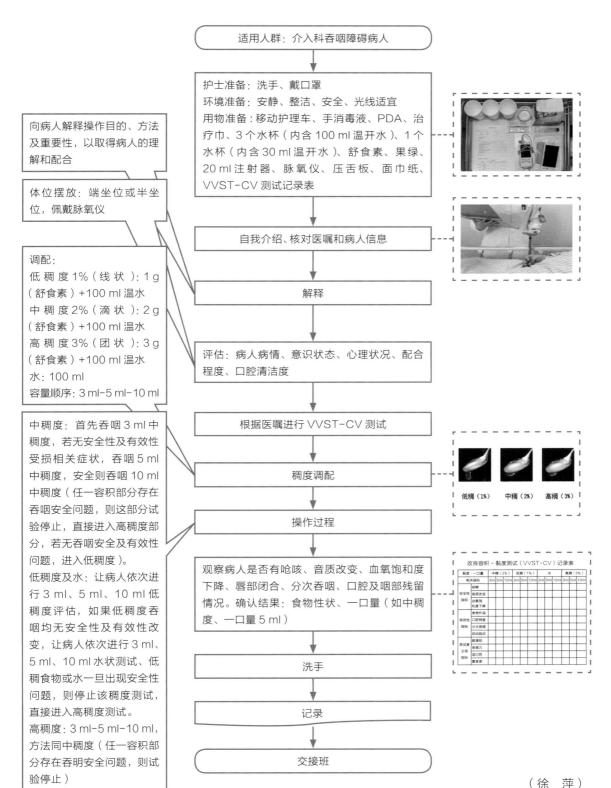

适用人群：介入科吞咽障碍病人

护士准备：洗手、戴口罩
环境准备：安静、整洁、安全、光线适宜
用物准备：移动护理车、手消毒液、PDA、治疗巾、3个水杯（内含100 ml温开水）、1个水杯（内含30 ml温开水）、舒食素、果绿、20 ml注射器、脉氧仪、压舌板、面巾纸、VVST-CV测试记录表

向病人解释操作目的、方法及重要性，以取得病人的理解和配合

体位摆放：端坐位或半坐位，佩戴脉氧仪

自我介绍、核对医嘱和病人信息

解释

调配：
低稠度1%（线状）：1 g（舒食素）+100 ml温水
中稠度2%（滴状）：2 g（舒食素）+100 ml温水
高稠度3%（团状）：3 g（舒食素）+100 ml温水
水：100 ml
容量顺序：3 ml-5 ml-10 ml

评估：病人病情、意识状态、心理状况、配合程度、口腔清洁度

根据医嘱进行 VVST-CV 测试

中稠度：首先吞咽3 ml中稠度，若无安全性及有效性受损相关症状，吞咽5 ml中稠度，安全则吞咽10 ml中稠度（任一容积部分存在吞咽安全问题，则这部分试验停止，直接进入高稠度部分，若无吞咽安全及有效性问题，进入低稠度）。
低稠度及水：让病人依次进行3 ml、5 ml、10 ml低稠度评估，如果低稠度吞咽均无安全性及有效性改变，让病人依次进行3 ml、5 ml、10 ml水状测试、低稠食物或水一旦出现安全性问题，则停止该稠度测试，直接进入高稠度测试。
高稠度：3 ml-5 ml-10 ml，方法同中稠度（任一容积部分存在吞咽安全问题，则试验停止）

稠度调配

低稠（1%）　中稠（2%）　高稠（3%）

操作过程

观察病人是否有呛咳、音质改变、血氧饱和度下降、唇部闭合、分次吞咽、口腔及咽部残留情况。确认结果：食物性状、一口量（如中稠度、一口量5 ml）

洗手

记录

交接班

（徐　萍）

45. 脑卒中病人摄食训练操作流程

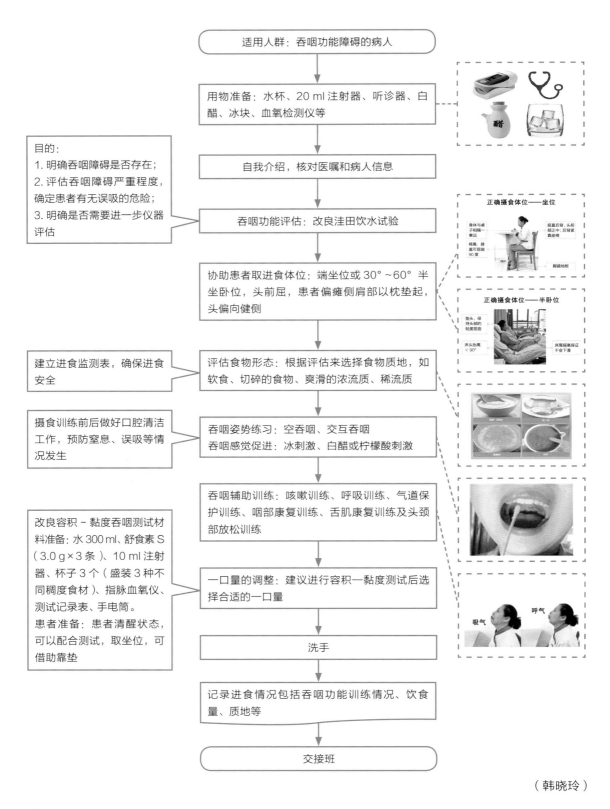

适用人群：吞咽功能障碍的病人

用物准备：水杯、20 ml 注射器、听诊器、白醋、冰块、血氧检测仪等

目的：
1. 明确吞咽障碍是否存在；
2. 评估吞咽障碍严重程度，确定患者有无误吸的危险；
3. 明确是否需要进一步仪器评估

自我介绍，核对医嘱和病人信息

吞咽功能评估：改良洼田饮水试验

正确摄食体位——坐位

协助患者取进食体位：端坐位或 30°~60° 半坐卧位，头前屈，患者偏瘫侧肩部以枕垫起，头偏向健侧

正确摄食体位——半卧位

建立进食监测表，确保进食安全

评估食物形态：根据评估来选择食物质地，如软食、切碎的食物、爽滑的浓流质、稀流质

摄食训练前后做好口腔清洁工作，预防窒息、误吸等情况发生

吞咽姿势练习：空吞咽、交互吞咽
吞咽感觉促进：冰刺激、白醋或柠檬酸刺激

吞咽辅助训练：咳嗽训练、呼吸训练、气道保护训练、咽部康复训练、舌肌康复训练及头颈部放松训练

改良容积－黏度吞咽测试材料准备：水 300 ml、舒食素 S（3.0 g×3 条）、10 ml 注射器、杯子 3 个（盛装 3 种不同稠度食材）、指脉血氧仪、测试记录表、手电筒。
患者准备：患者清醒状态，可以配合测试，取坐位，可借助靠垫

一口量的调整：建议进行容积—黏度测试后选择合适的一口量

吸气　呼气

洗手

记录进食情况包括吞咽功能训练情况、饮食量、质地等

交接班

（韩晓玲）

46. 脑卒中病人失禁护理技术操作流程

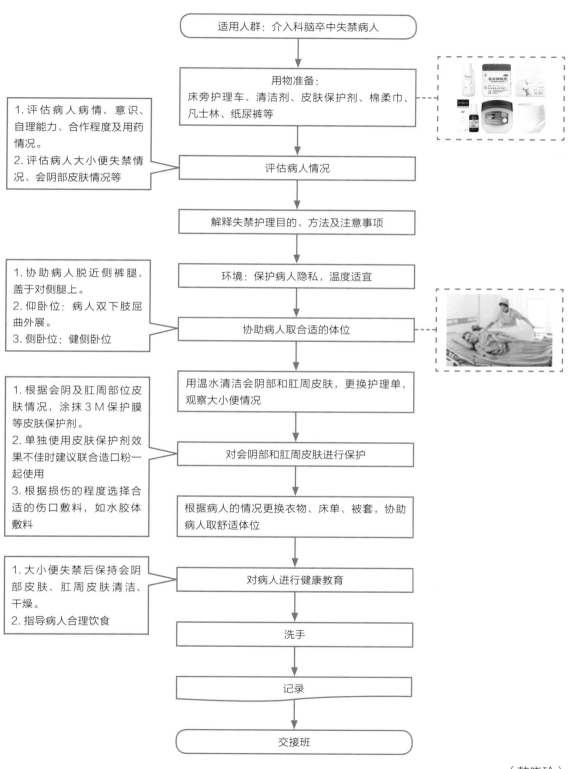

适用人群：介入科脑卒中失禁病人

用物准备：
床旁护理车、清洁剂、皮肤保护剂、棉柔巾、凡士林、纸尿裤等

1. 评估病人病情、意识、自理能力、合作程度及用药情况。
2. 评估病人大小便失禁情况、会阴部皮肤情况等

评估病人情况

解释失禁护理目的、方法及注意事项

1. 协助病人脱近侧裤腿，盖于对侧腿上。
2. 仰卧位：病人双下肢屈曲外展。
3. 侧卧位：健侧卧位

环境：保护病人隐私，温度适宜

协助病人取合适的体位

1. 根据会阴及肛周部位皮肤情况，涂抹3M保护膜等皮肤保护剂。
2. 单独使用皮肤保护剂效果不佳时建议联合造口粉一起使用
3. 根据损伤的程度选择合适的伤口敷料，如水胶体敷料

用温水清洁会阴部和肛周皮肤，更换护理单，观察大小便情况

对会阴部和肛周皮肤进行保护

根据病人的情况更换衣物、床单、被套，协助病人取舒适体位

1. 大小便失禁后保持会阴部皮肤、肛周皮肤清洁、干燥。
2. 指导病人合理饮食

对病人进行健康教育

洗手

记录

交接班

（韩晓玲）

第六章

肿瘤介入护理技术操作

47. PTCD 管路维护技术操作流程

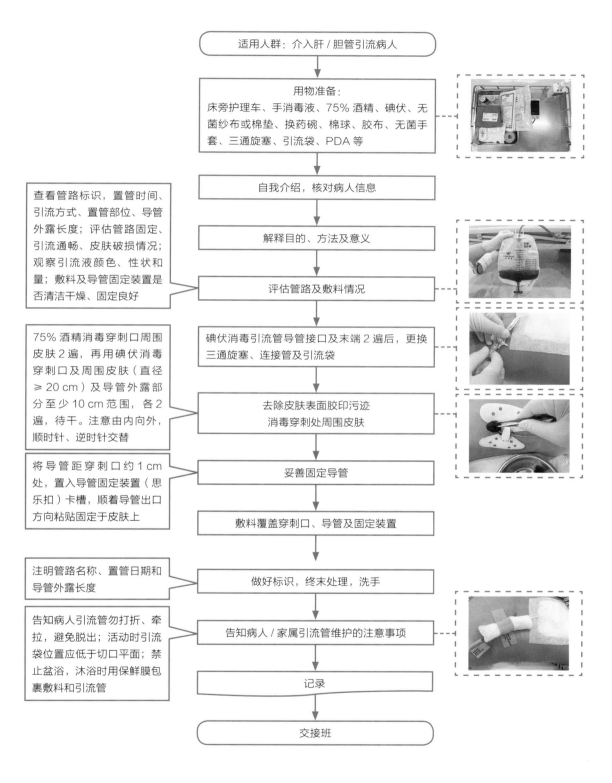

适用人群：介入肝 / 胆管引流病人

用物准备：
床旁护理车、手消毒液、75% 酒精、碘伏、无菌纱布或棉垫、换药碗、棉球、胶布、无菌手套、三通旋塞、引流袋、PDA 等

自我介绍，核对病人信息

查看管路标识，置管时间、引流方式、置管部位、导管外露长度；评估管路固定、引流通畅、皮肤破损情况；观察引流液颜色、性状和量；敷料及导管固定装置是否清洁干燥、固定良好

解释目的、方法及意义

评估管路及敷料情况

75% 酒精消毒穿刺口周围皮肤 2 遍，再用碘伏消毒穿刺口及周围皮肤（直径 ≥ 20 cm）及导管外露部分至少 10 cm 范围，各 2 遍，待干。注意由内向外，顺时针、逆时针交替

碘伏消毒引流管导管接口及末端 2 遍后，更换三通旋塞、连接管及引流袋

去除皮肤表面胶印污迹
消毒穿刺处周围皮肤

将导管距穿刺口约 1 cm 处，置入导管固定装置（思乐扣）卡槽，顺着导管出口方向粘贴固定于皮肤上

妥善固定导管

敷料覆盖穿刺口、导管及固定装置

注明管路名称、置管日期和导管外露长度

做好标识，终末处理，洗手

告知病人引流管勿打折、牵拉，避免脱出；活动时引流袋位置应低于切口平面；禁止盆浴，沐浴时用保鲜膜包裹敷料和引流管

告知病人 / 家属引流管维护的注意事项

记录

交接班

（徐　阳）

48. PTCD 引流管脱落护理技术操作流程

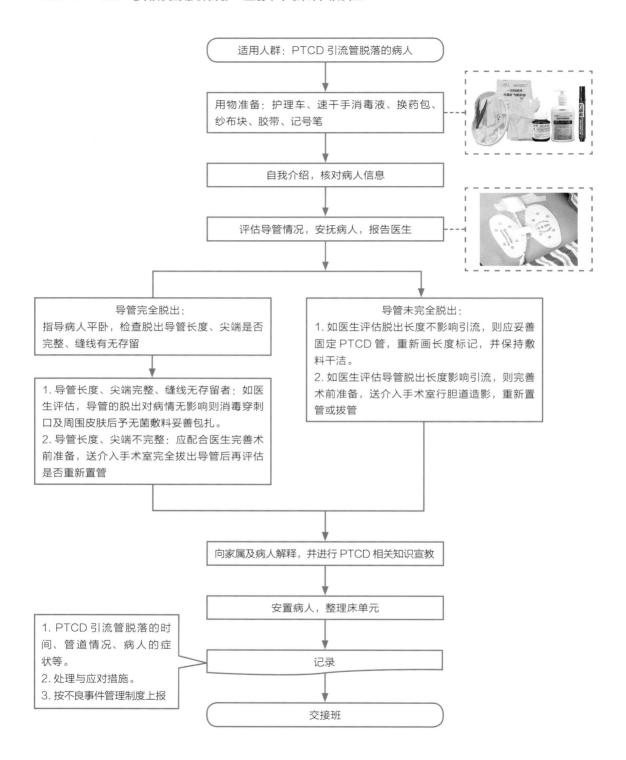

```
适用人群：PTCD 引流管脱落的病人
            ↓
用物准备：护理车、速干手消毒液、换药包、
纱布块、胶带、记号笔
            ↓
自我介绍，核对病人信息
            ↓
评估导管情况，安抚病人，报告医生
            ↓
```

导管完全脱出：
指导病人平卧，检查脱出导管长度、尖端是否完整、缝线有无存留

1. 导管长度、尖端完整、缝线无存留者：如医生评估，导管的脱出对病情无影响则消毒穿刺口及周围皮肤后予无菌敷料妥善包扎。
2. 导管长度、尖端不完整：应配合医生完善术前准备，送介入手术室完全拔出导管后再评估是否重新置管

导管未完全脱出：
1. 如医生评估脱出长度不影响引流，则应妥善固定 PTCD 管，重新画长度标记，并保持敷料干洁。
2. 如医生评估导管脱出长度影响引流，则完善术前准备，送介入手术室行胆道造影，重新置管或拔管

```
向家属及病人解释，并进行 PTCD 相关知识宣教
            ↓
安置病人，整理床单元
            ↓
记录
            ↓
交接班
```

1. PTCD 引流管脱落的时间、管道情况、病人的症状等。
2. 处理与应对措施。
3. 按不良事件管理制度上报

（韩晓玲）

49. 肠内营养管输注泵技术操作流程

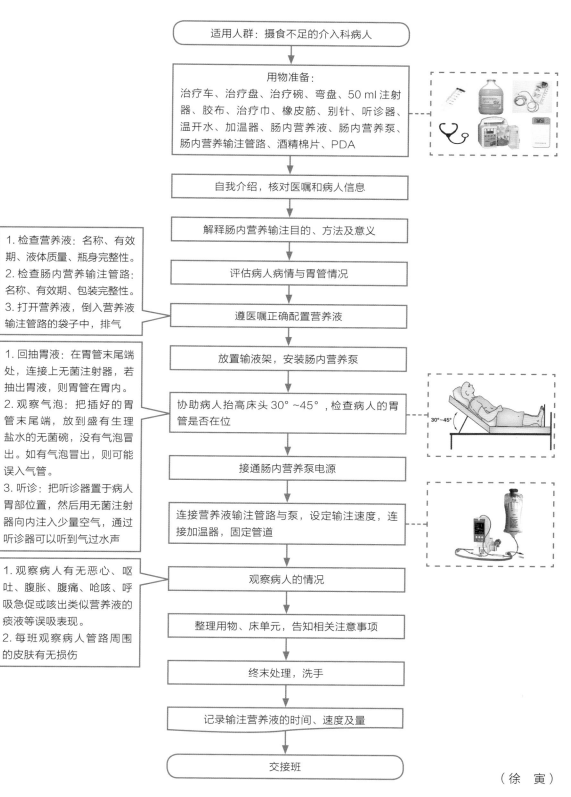

适用人群：摄食不足的介入科病人

用物准备：
治疗车、治疗盘、治疗碗、弯盘、50 ml 注射器、胶布、治疗巾、橡皮筋、别针、听诊器、温开水、加温器、肠内营养液、肠内营养泵、肠内营养输注管路、酒精棉片、PDA

自我介绍，核对医嘱和病人信息

解释肠内营养输注目的、方法及意义

1. 检查营养液：名称、有效期、液体质量、瓶身完整性。
2. 检查肠内营养输注管路：名称、有效期、包装完整性。
3. 打开营养液，倒入营养液输注管路的袋子中，排气

评估病人病情与胃管情况

遵医嘱正确配置营养液

放置输液架，安装肠内营养泵

1. 回抽胃液：在胃管末尾端处，连接上无菌注射器，若抽出胃液，则胃管在胃内。
2. 观察气泡：把插好的胃管末尾端，放到盛有生理盐水的无菌碗，没有气泡冒出。如有气泡冒出，则可能误入气管。
3. 听诊：把听诊器置于病人胃部位置，然后用无菌注射器向内注入少量空气，通过听诊器可以听到气过水声

协助病人抬高床头 30°~45°，检查病人的胃管是否在位

30°~45°

接通肠内营养泵电源

连接营养液输注管路与泵，设定输注速度，连接加温器，固定管道

1. 观察病人有无恶心、呕吐、腹胀、腹痛、呛咳、呼吸急促或咳出类似营养液的痰液等误吸表现。
2. 每班观察病人管路周围的皮肤有无损伤

观察病人的情况

整理用物、床单元，告知相关注意事项

终末处理，洗手

记录输注营养液的时间、速度及量

交接班

（徐　寅）

50. 经皮胃造瘘护理技术操作流程

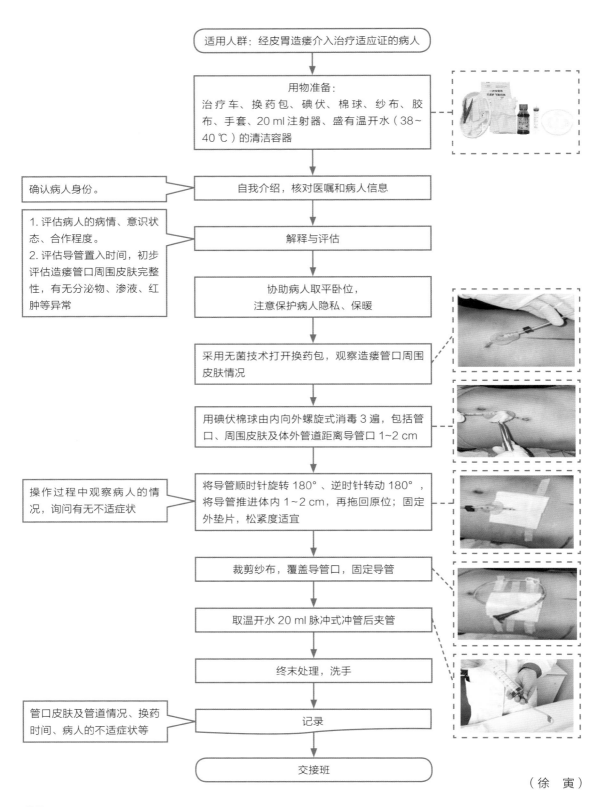

适用人群：经皮胃造瘘介入治疗适应证的病人

用物准备：
治疗车、换药包、碘伏、棉球、纱布、胶布、手套、20 ml 注射器、盛有温开水（38~40 ℃）的清洁容器

确认病人身份。

自我介绍，核对医嘱和病人信息

1. 评估病人的病情、意识状态、合作程度。
2. 评估导管置入时间，初步评估造瘘管口周围皮肤完整性，有无分泌物、渗液、红肿等异常

解释与评估

协助病人取平卧位，
注意保护病人隐私、保暖

采用无菌技术打开换药包，观察造瘘管口周围皮肤情况

用碘伏棉球由内向外螺旋式消毒 3 遍，包括管口、周围皮肤及体外管道距离导管口 1~2 cm

操作过程中观察病人的情况，询问有无不适症状

将导管顺时针旋转 180°、逆时针转动 180°，将导管推进体内 1~2 cm，再拖回原位；固定外垫片，松紧度适宜

裁剪纱布，覆盖导管口，固定导管

取温开水 20 ml 脉冲式冲管后夹管

终末处理，洗手

管口皮肤及管道情况、换药时间、病人的不适症状等

记录

交接班

（徐　寅）

51. 经肝动脉置管灌注化疗技术操作流程

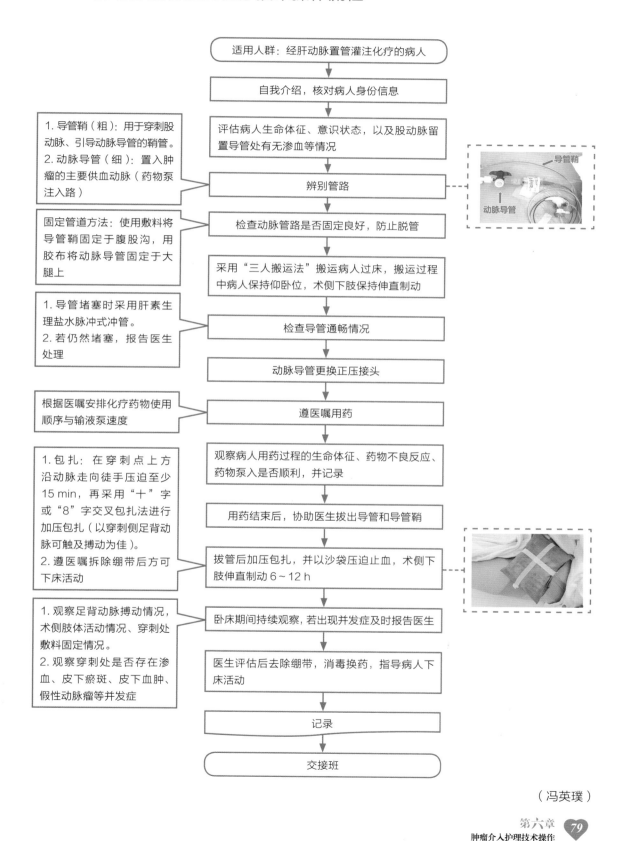

```
适用人群：经肝动脉置管灌注化疗的病人
          │
          ▼
自我介绍，核对病人身份信息
          │
          ▼
评估病人生命体征、意识状态，以及股动脉留
置导管处有无渗血等情况
          │
          ▼
辨别管路
          │
          ▼
检查动脉管路是否固定良好，防止脱管
          │
          ▼
采用"三人搬运法"搬运病人过床，搬运过程
中病人保持仰卧位，术侧下肢保持伸直制动
          │
          ▼
检查导管通畅情况
          │
          ▼
动脉导管更换正压接头
          │
          ▼
遵医嘱用药
          │
          ▼
观察病人用药过程的生命体征、药物不良反应、
药物泵入是否顺利，并记录
          │
          ▼
用药结束后，协助医生拔出导管和导管鞘
          │
          ▼
拔管后加压包扎，并以沙袋压迫止血，术侧下
肢伸直制动 6～12 h
          │
          ▼
卧床期间持续观察，若出现并发症及时报告医生
          │
          ▼
医生评估后去除绷带，消毒换药，指导病人下
床活动
          │
          ▼
记录
          │
          ▼
交接班
```

左侧注释框（自上而下）：

1. 导管鞘（粗）：用于穿刺股动脉、引导动脉导管的鞘管。
2. 动脉导管（细）：置入肿瘤的主要供血动脉（药物泵注入路）

固定管道方法：使用敷料将导管鞘固定于腹股沟，用胶布将动脉导管固定于大腿上

1. 导管堵塞时采用肝素生理盐水脉冲式冲管。
2. 若仍然堵塞，报告医生处理

根据医嘱安排化疗药物使用顺序与输液泵速度

1. 包扎：在穿刺点上方沿动脉走向徒手压迫至少 15 min，再采用"十"字或"8"字交叉包扎法进行加压包扎（以穿刺侧足背动脉可触及搏动为佳）。
2. 遵医嘱拆除绷带后方可下床活动

1. 观察足背动脉搏动情况，术侧肢体活动情况、穿刺处敷料固定情况。
2. 观察穿刺处是否存在渗血、皮下瘀斑、皮下血肿、假性动脉瘤等并发症

右侧图片标注：导管鞘、动脉导管

（冯英璞）

52. 化疗药物外渗护理技术操作流程

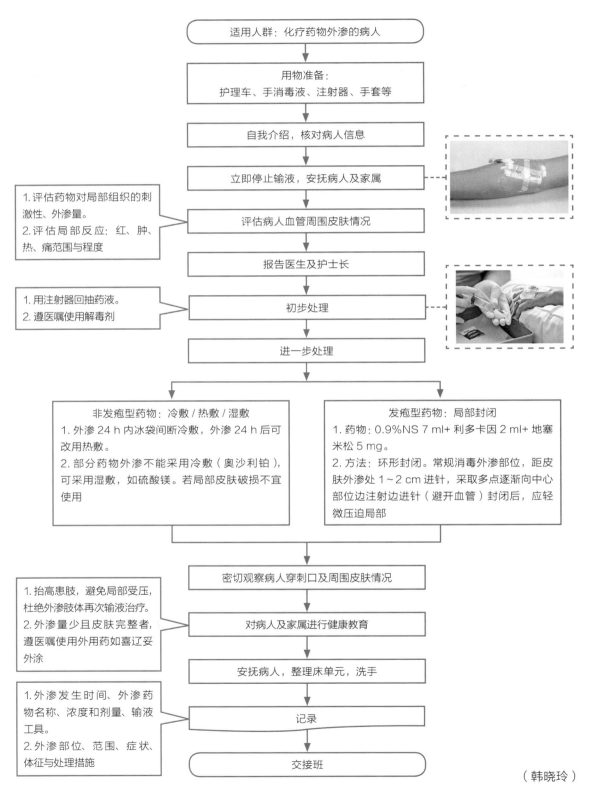

适用人群：化疗药物外渗的病人

用物准备：
护理车、手消毒液、注射器、手套等

自我介绍，核对病人信息

立即停止输液，安抚病人及家属

评估病人血管周围皮肤情况

1. 评估药物对局部组织的刺激性、外渗量。
2. 评估局部反应：红、肿、热、痛范围与程度

报告医生及护士长

初步处理

1. 用注射器回抽药液。
2. 遵医嘱使用解毒剂

进一步处理

非发疱型药物：冷敷／热敷／湿敷
1. 外渗 24 h 内冰袋间断冷敷，外渗 24 h 后可改用热敷。
2. 部分药物外渗不能采用冷敷（奥沙利铂），可采用湿敷，如硫酸镁。若局部皮肤破损不宜使用

发疱型药物：局部封闭
1. 药物：0.9%NS 7 ml+ 利多卡因 2 ml+ 地塞米松 5 mg。
2. 方法：环形封闭。常规消毒外渗部位，距皮肤外渗处 1～2 cm 进针，采取多点逐渐向中心部位边注射边进针（避开血管）封闭后，应轻微压迫局部

密切观察病人穿刺口及周围皮肤情况

1. 抬高患肢，避免局部受压，杜绝外渗肢体再次输液治疗。
2. 外渗量少且皮肤完整者，遵医嘱使用外用药如喜辽妥外涂

对病人及家属进行健康教育

安抚病人，整理床单元，洗手

1. 外渗发生时间、外渗药物名称、浓度和剂量、输液工具。
2. 外渗部位、范围、症状、体征与处理措施

记录

交接班

（韩晓玲）

53. 碘^{125}粒子外溢（遗落、泄露）护理技术操作流程

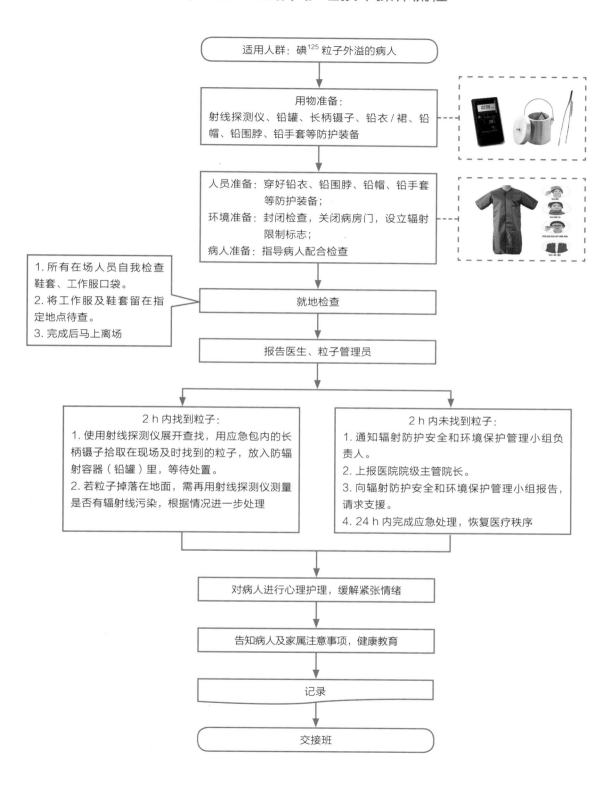

适用人群：碘^{125}粒子外溢的病人

用物准备：
射线探测仪、铅罐、长柄镊子、铅衣/裙、铅帽、铅围脖、铅手套等防护装备

人员准备：穿好铅衣、铅围脖、铅帽、铅手套等防护装备；
环境准备：封闭检查，关闭病房门，设立辐射限制标志；
病人准备：指导病人配合检查

1. 所有在场人员自我检查鞋套、工作服口袋。
2. 将工作服及鞋套留在指定地点待查。
3. 完成后马上离场

就地检查

报告医生、粒子管理员

2 h 内找到粒子：
1. 使用射线探测仪展开查找，用应急包内的长柄镊子拾取在现场及时找到的粒子，放入防辐射容器（铅罐）里，等待处置。
2. 若粒子掉落在地面，需再用射线探测仪测量是否有辐射线污染，根据情况进一步处理

2 h 内未找到粒子：
1. 通知辐射防护安全和环境保护管理小组负责人。
2. 上报医院院级主管院长。
3. 向辐射防护安全和环境保护管理小组报告，请求支援。
4. 24 h 内完成应急处理，恢复医疗秩序

对病人进行心理护理，缓解紧张情绪

告知病人及家属注意事项，健康教育

记录

交接班

（邓飞燕）

第七章
综合介入护理技术操作

54. 大咯血护理技术操作流程

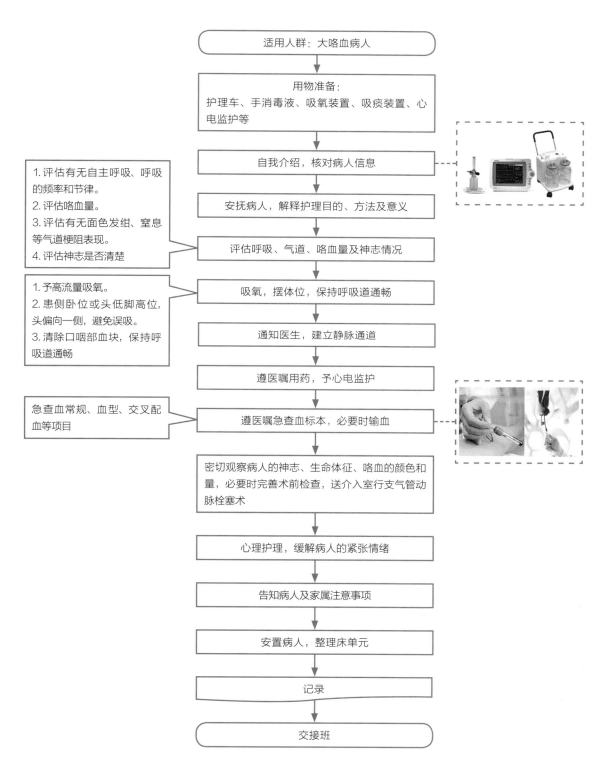

适用人群：大咯血病人

用物准备：
护理车、手消毒液、吸氧装置、吸痰装置、心电监护等

自我介绍，核对病人信息

安抚病人，解释护理目的、方法及意义

1. 评估有无自主呼吸、呼吸的频率和节律。
2. 评估咯血量。
3. 评估有无面色发绀、窒息等气道梗阻表现。
4. 评估神志是否清楚

评估呼吸、气道、咯血量及神志情况

1. 予高流量吸氧。
2. 患侧卧位或头低脚高位，头偏向一侧，避免误吸。
3. 清除口咽部血块，保持呼吸道通畅

吸氧，摆体位，保持呼吸道通畅

通知医生，建立静脉通道

遵医嘱用药，予心电监护

急查血常规、血型、交叉配血等项目

遵医嘱急查血标本，必要时输血

密切观察病人的神志、生命体征、咯血的颜色和量，必要时完善术前检查，送介入室行支气管动脉栓塞术

心理护理，缓解病人的紧张情绪

告知病人及家属注意事项

安置病人，整理床单元

记录

交接班

（韩晓玲）

55. 小肠减压护理技术操作流程

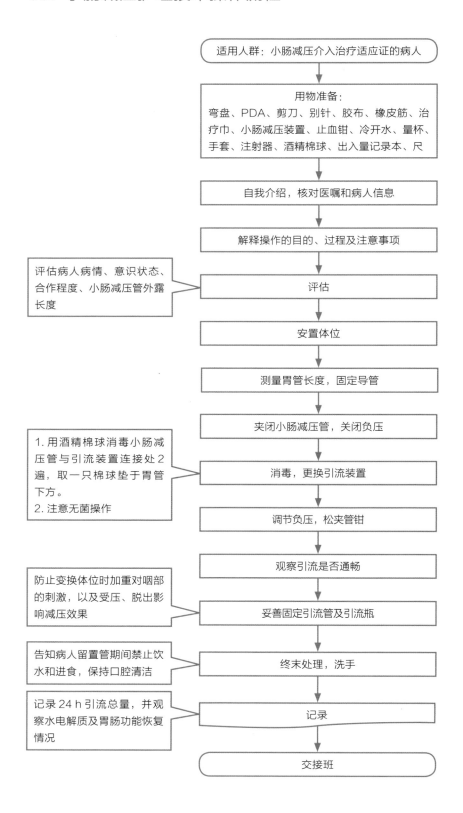

适用人群：小肠减压介入治疗适应证的病人

用物准备：
弯盘、PDA、剪刀、别针、胶布、橡皮筋、治疗巾、小肠减压装置、止血钳、冷开水、量杯、手套、注射器、酒精棉球、出入量记录本、尺

自我介绍，核对医嘱和病人信息

解释操作的目的、过程及注意事项

评估病人病情、意识状态、合作程度、小肠减压管外露长度 —— 评估

安置体位

测量胃管长度，固定导管

夹闭小肠减压管，关闭负压

1. 用酒精棉球消毒小肠减压管与引流装置连接处2遍，取一只棉球垫于胃管下方。
2. 注意无菌操作 —— 消毒，更换引流装置

调节负压，松夹管钳

观察引流是否通畅

防止变换体位时加重对咽部的刺激，以及受压、脱出影响减压效果 —— 妥善固定引流管及引流瓶

告知病人留置管期间禁止饮水和进食，保持口腔清洁 —— 终末处理，洗手

记录24 h引流总量，并观察水电解质及胃肠功能恢复情况 —— 记录

交接班

（徐 寅）

56. 腹围测量护理技术操作流程

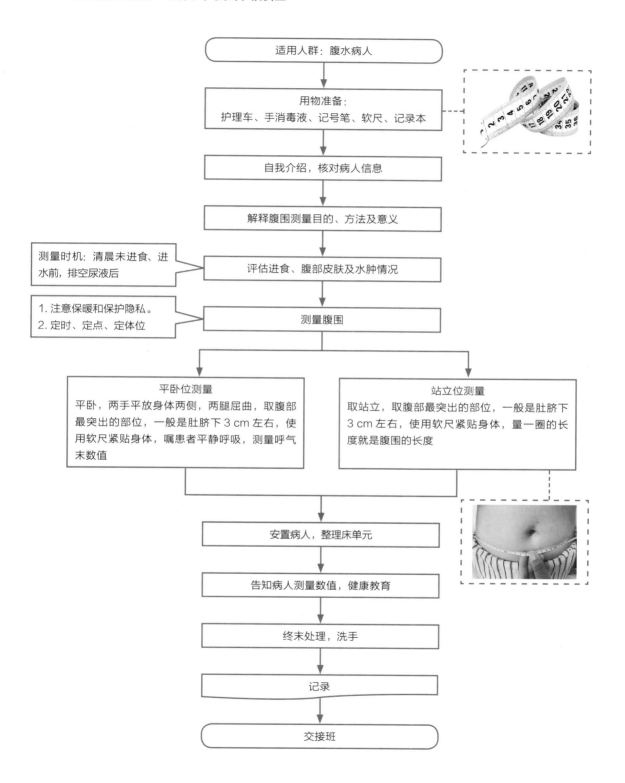

适用人群：腹水病人

↓

用物准备：
护理车、手消毒液、记号笔、软尺、记录本

↓

自我介绍，核对病人信息

↓

解释腹围测量目的、方法及意义

↓

测量时机：清晨未进食、进水前，排空尿液后 —— 评估进食、腹部皮肤及水肿情况

↓

1. 注意保暖和保护隐私。
2. 定时、定点、定体位 —— 测量腹围

↓

平卧位测量
平卧，两手平放身体两侧，两腿屈曲，取腹部最突出的部位，一般是肚脐下3 cm左右，使用软尺紧贴身体，嘱患者平静呼吸，测量呼气末数值

站立位测量
取站立，取腹部最突出的部位，一般是肚脐下3 cm左右，使用软尺紧贴身体，量一圈的长度就是腹围的长度

↓

安置病人，整理床单元

↓

告知病人测量数值，健康教育

↓

终末处理，洗手

↓

记录

↓

交接班

（万红燕）

57. 胸腔 / 腹腔引流管护理技术操作流程

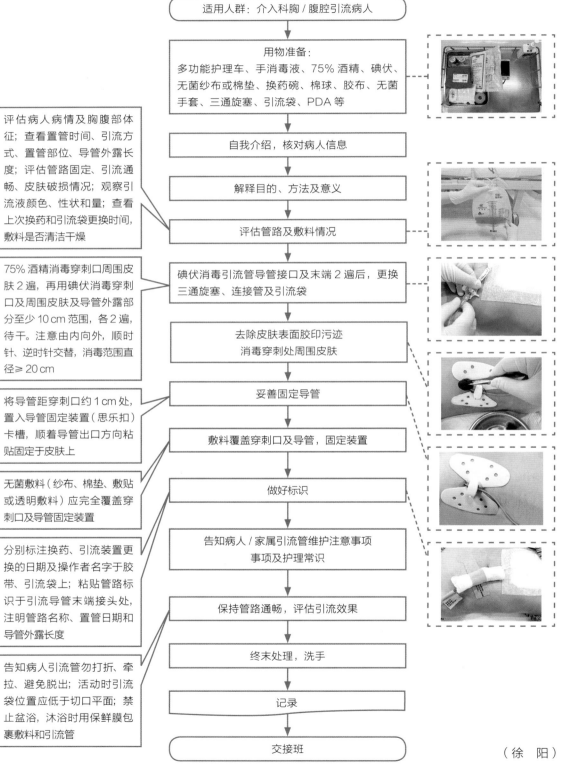

适用人群：介入科胸 / 腹腔引流病人

用物准备：
多功能护理车、手消毒液、75% 酒精、碘伏、无菌纱布或棉垫、换药碗、棉球、胶布、无菌手套、三通旋塞、引流袋、PDA 等

自我介绍，核对病人信息

解释目的、方法及意义

评估管路及敷料情况

碘伏消毒引流管导管接口及末端 2 遍后，更换三通旋塞、连接管及引流袋

去除皮肤表面胶印污迹
消毒穿刺处周围皮肤

妥善固定导管

敷料覆盖穿刺口及导管，固定装置

做好标识

告知病人 / 家属引流管维护注意事项
事项及护理常识

保持管路通畅，评估引流效果

终末处理，洗手

记录

交接班

左侧说明文字：

评估病人病情及胸腹部体征；查看置管时间、引流方式、置管部位、导管外露长度；评估管路固定、引流通畅、皮肤破损情况；观察引流液颜色、性状和量；查看上次换药和引流袋更换时间，敷料是否清洁干燥

75% 酒精消毒穿刺口周围皮肤 2 遍，再用碘伏消毒穿刺口及周围皮肤及导管外露部分至少 10 cm 范围，各 2 遍，待干。注意由内向外，顺时针、逆时针交替，消毒范围直径 ≥ 20 cm

将导管距穿刺口约 1 cm 处，置入导管固定装置（思乐扣）卡槽，顺着导管出口方向粘贴固定于皮肤上

无菌敷料（纱布、棉垫、敷贴或透明敷料）应完全覆盖穿刺口及导管固定装置

分别标注换药、引流装置更换的日期及操作者名字于胶带、引流袋上；粘贴管路标识于引流导管末端接头处，注明管路名称、置管日期和导管外露长度

告知病人引流管勿打折、牵拉、避免脱出；活动时引流袋位置应低于切口平面；禁止盆浴，沐浴时用保鲜膜包裹敷料和引流管

（徐　阳）

58. 经支气管镜高频电治疗术配合操作流程

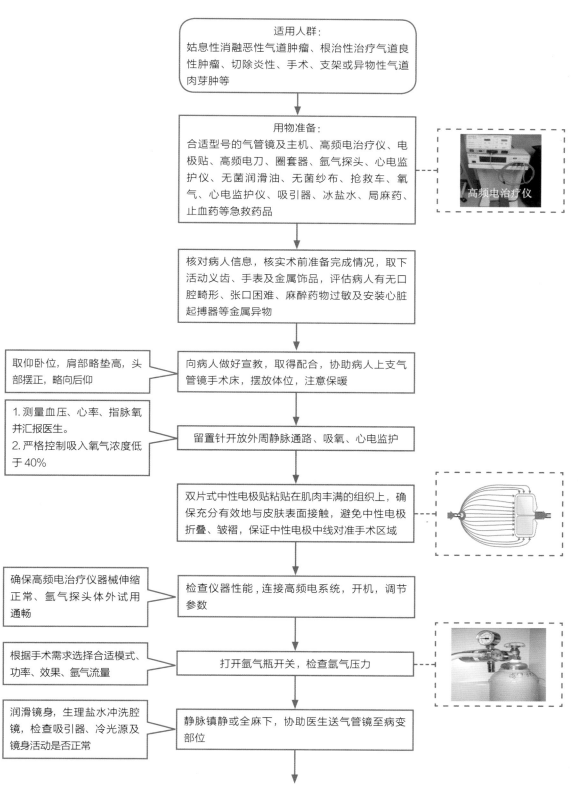

适用人群：
姑息性消融恶性气道肿瘤、根治性治疗气道良性肿瘤、切除炎性、手术、支架或异物性气道肉芽肿等

用物准备：
合适型号的气管镜及主机、高频电治疗仪、电极贴、高频电刀、圈套器、氩气探头、心电监护仪、无菌润滑油、无菌纱布、抢救车、氧气、心电监护仪、吸引器、冰盐水、局麻药、止血药等急救药品

高频电治疗仪

核对病人信息，核实术前准备完成情况，取下活动义齿、手表及金属饰品，评估病人有无口腔畸形、张口困难、麻醉药物过敏及安装心脏起搏器等金属异物

取仰卧位，肩部略垫高，头部摆正，略向后仰

向病人做好宣教，取得配合，协助病人上支气管镜手术床，摆放体位，注意保暖

1. 测量血压、心率、指脉氧并汇报医生。
2. 严格控制吸入氧气浓度低于40%

留置针开放外周静脉通路、吸氧、心电监护

双片式中性电极贴粘贴在肌肉丰满的组织上，确保充分有效地与皮肤表面接触，避免中性电极折叠、皱褶，保证中性电极中线对准手术区域

确保高频电治疗仪器械伸缩正常、氩气探头体外试用通畅

检查仪器性能，连接高频电系统，开机，调节参数

根据手术需求选择合适模式、功率、效果、氩气流量

打开氩气瓶开关，检查氩气压力

润滑镜身，生理盐水冲洗腔镜，检查吸引器、冷光源及镜身活动是否正常

静脉镇静或全麻下，协助医生送气管镜至病变部位

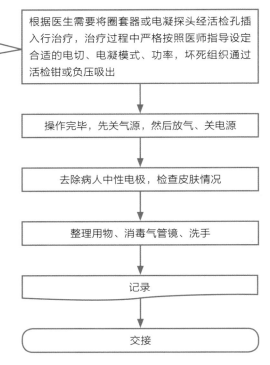

1. 术中要及时吸净分泌物，保持视野清晰。
2. 治疗时要不断清除圈套器或氩气探头上的焦痂。
3. 严密观察血压、呼吸、心率及血氧饱和度的变化，若血氧饱和度明显下降，心率>120 次 /min 及呼吸急促等要立即汇报医生。
4. 出现出血等并发症时遵医嘱镜下给药

根据医生需要将圈套器或电凝探头经活检孔插入行治疗，治疗过程中严格按照医师指导设定合适的电切、电凝模式、功率，坏死组织通过活检钳或负压吸出

↓

操作完毕，先关气源，然后放气、关电源

↓

去除病人中性电极，检查皮肤情况

↓

整理用物、消毒气管镜、洗手

↓

记录

↓

交接

（张义静）

59. 经支气管镜金属支架植入术配合操作流程

适用人群：
各种良、恶性病变引起的气管、主支气管狭窄，气管、支气管软化症及气管、主支气管瘘等

用物准备：
合适型号的气管镜及主机、合适型号的支架套装、无菌润滑油、无菌纱布、抢救车、氧气、心电监护仪、吸引器、冰盐水、局麻药、止血药等急救药品

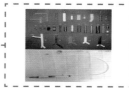

核对病人信息，核实术前准备完成情况，取下病人活动义齿、手表及金属饰品，评估有无口腔畸形、张口困难及麻醉药过敏

取仰卧位，肩部略垫高，头部摆正，略向后仰 → 向病人做好宣教，取得配合，协助病人上支气管手术床，摆放体位，注意保暖

测量血压、心率、指脉氧并汇报医生 → 留置针开放外周静脉通路、吸氧、心电监护，动脉穿刺置管监测动脉血压；全身麻醉后，配合插入硬质气管镜或者气管导管

1. 润滑镜身，生理盐水冲洗腔镜，检查吸引器压力、冷光源及镜身活动是否正常。
2. 根据测量数据选择合适规格支架浸于冰盐水备用 → 协助医生送气管镜至狭窄段远端后慢慢退回至近端，测量退镜距离，记录标记，或配合使用球囊导管进一步精确测量气道参数

充分扩张球囊数次后，通过气管镜活检通道送入导丝后，缓慢拔出气管镜，退出内镜时固定好导丝，防止移位

1. 术中要及时吸净分泌物，保持视野清晰。
2. 严密观察血压、呼吸、心率及血氧饱和度的变化，若血氧饱和度明显下降，心率 >120 次 /min 及呼吸急促等要立即汇报医生 → 协助医生再次插入气管镜，沿导丝送入推送器，确定位置后，缓慢释放金属支架，待支架复形后，再缓慢退出推送器和导丝

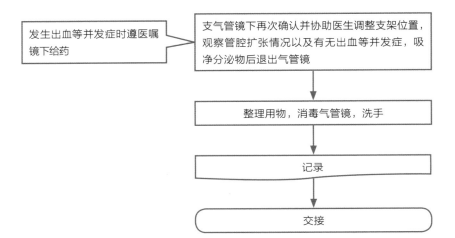

```
发生出血等并发症时遵医嘱          支气管镜下再次确认并协助医生调整支架位置，
镜下给药                         观察管腔扩张情况以及有无出血等并发症，吸
                                净分泌物后退出气管镜
```

整理用物，消毒气管镜，洗手

记录

交接

（张义静）